U0339378

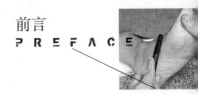

前言
PREFACE

　　中医学认为，人体有四根：鼻根、乳根、耳根、足跟。鼻为苗窍之根，乳为中气之根，耳为神机之根，足为精气之根，可见足才是人的精气总的集合点。《黄帝内经》中也说："根者，本也，部位在下，皆经气生发之地，为经气之所出。"早在古时候，人们就认识到足的防病治病的养生保健作用，常把足称为"人之根本"。西医则把足称为人体的"第二心脏"。

　　根据临床观察得出，头脑清灵、步履轻健是健康人的特征，而头重脚轻、脚肿履艰，则为病体之躯。因此，我国从古至今都非常重视足部的锻炼，足疗也成为人们必不可少的养生方法。

　　本书以图文并茂的形式详细介绍了多种足部反射区及穴位的定位、功效、操作方法，详细介绍了50余种疾病的足浴、足疗操作方法。本书小巧便携，阅读便捷，可作为家庭保健工具书。拥有此书，读者可在家边看边学，轻松足浴、足疗。

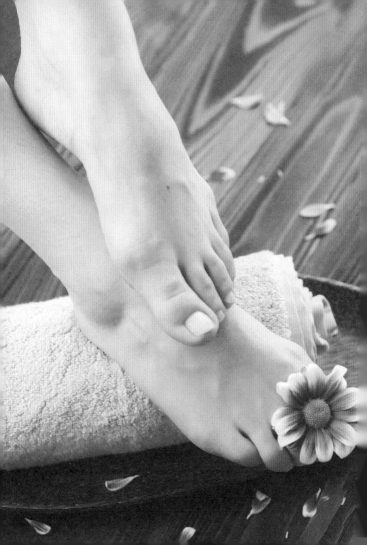

目录
C O N T E N T S

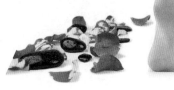

PART 1
百病从寒起，养生先暖足 / 001

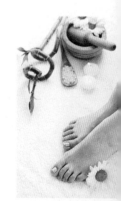

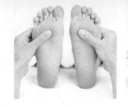

PART 2

按足先找穴，足部穴位知多少 / 037

PART 3

按足离不开反射区，足部反射区知多少 / 081

足趾反射区 / 082

大脑反射区 / 额窦反射区 / 垂体反射区 / 小脑及脑干反射区 / 083

鼻反射区 / 三叉神经反射区 / 颈项反射区 / 眼反射区 / 085

耳反射区 / 口腔、舌反射区 / 087

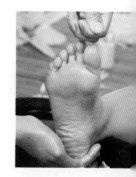

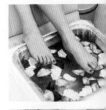

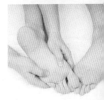

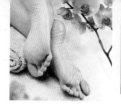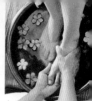

PART 4

顺时养生，足疗四季亚健康症状 / 115

PART 5

揉揉足底，小病小痛无处藏 / 151

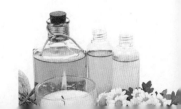

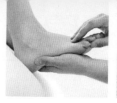

养生先暖足
百病从寒起，

PART 1

人有足，如同树有根。树枯根先竭，人老脚先衰。
脚对人体养生与保健起着重要的作用。
苏东坡说："热浴足法，其效初不甚觉，
但积累百余日，功用不可量，比之服药，其效百倍。"
经常用热水泡脚，能增强机体的免疫力和抵抗力，
足浴具有强身健体、延年益寿的功效。
翻开本章，我们先从足浴足疗的基本知识学习吧!

不可不了解的人体
"第二心脏"——足

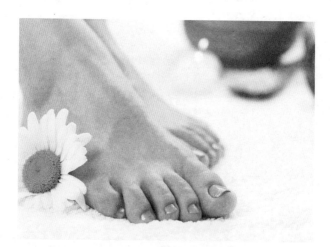

　　足部具有穴位多、位置低、血液少的特点，素有"第二心脏"之称。由此可见，足部在人体中占有非常重要的地位。

　　心脏的主要功能是推动血液流动，带动全身血液循环，以供应身体各个器官和组织的氧气及营养。而足部是人体大循环中的折返点。当血液运行至此时，又会重新走上返回心脏的道路。因此足部需要像心脏一样来推动血液循环。

　　然而，血液从心脏流向足部较为容易，而从足部回流至心脏却是比较困难的。因为足部离心脏的距离最远并且它处于人体的最低位置。所以这时候人体非常需要足部的神经、肌肉、血管等来发挥"第二心脏"的作用，帮助推动血液的运行，使之返回心脏。

　　足部与全身脏腑器官有着非常密切的关系。足部有很多反射区和穴位，这些反射区和穴位与人体的脏腑器官相对应，刺激足部反射区和穴位有助于改善全身机体的功能，增强人体的抵抗力，防治疾病。

　　经常刺激足部反射区和穴位还能改善足部血液循环，真正良好地发挥"第二心脏"的功能，即依靠下肢骨骼肌的张力增高和等长收缩，来挤压下肢血管，迫使下肢静脉中的血液通过静脉瓣回流至心脏，使体内血管扩张、血流加速、血流量增大，从而促使器官组织新陈代谢，增加组织细胞活动。

观足诊病

——纠察身体隐藏的"报警"信号

足有"人体的第二心脏"之称，它是全身上下内外器官组织的缩影。当器官组织发生病变时，足部的形态、颜色、姿态、趾甲会出现异常。通过观察足部，可以得知人体的健康状况，从而掌握正确的足部按摩方法，有效地防治身体疾病。

⊙ 观足诊脾胃大肠病症

足部颜色为黄色：多是肠胃失调，或因肝胆肠胃疾病所引起。

脚小拇趾下方有硬块且指压很痛：可能患有十二指肠溃疡。

足部第2、第3趾关节突出，并呈葫芦状：说明肠胃功能不好，体质柔弱无力。

足第2趾往下弯：表示胃气不和，无食欲，纳呆，消化不良。

脚趾甲变得不平、薄软、有纵沟，甚至剥落：可能是营养不良的表现。

从侧面看，如果足第2趾、第3趾的关节弯曲：表示有胃肠疾病。

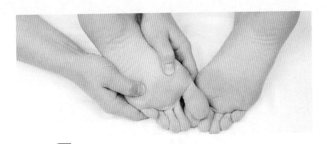

⊙ 观足诊心脑血管病症

拇趾趾腹发紫者：说明大脑缺氧。

足部颜色呈青绿色者：说明体内血黏度高，酸度高，血管弹性差，这是血液循环不良的表现。

脚小拇趾头上方有硬块，指压感觉很痛：要注意心脏及肝脏部位的保养。

脚拇趾皮肤及皮下组织干瘪：说明极易患脑萎缩、脑动脉硬化等疾病。

俯卧时，双足足尖向左倾斜：提示左心或左腿有疾患。

脚趾甲常呈青色：可能患有心血管疾病。

脚趾甲呈紫色：往往是心、肺患病的征象。

脚趾甲麻木：可能是心血管疾病所致。

脚趾甲按压后，不立即出现血色：多为心脏病的征兆。

⊙ 观足诊肾与生殖病症

足部颜色苍白：大多是贫血、肾虚，其畏寒怕冷的症状明显。

脚后跟中间有硬块：可能是卵巢、子宫、前列腺等内脏异常。

足部小拇趾弯曲且僵硬：提示容易患前列腺炎、肾病、子宫异常。

脚趾甲呈半白半红：可能患有肾脏疾病。

脚趾甲横贯白色条纹：要警惕慢性肾炎。

脚掌灰白：多为肾亏。

脚趾甲呈黄色：提示肾脏有炎症。

⊙ 观足诊神经系统病症

双足拇趾干瘪无力：提示患有长期神经衰弱或失眠症。

脚趾甲呈扣嵌入肉或呈钩状：可能会有多发性神经炎、神经衰弱或脉管炎等症。

脚趾甲青紫透裂，直至甲顶：常常是中风（又称脑卒中）的先兆。

脚掌皮肤发青：可能是静脉曲张或中风先兆。

⊙ **观足诊肝、胆、脾病症**

足拇趾趾腹长有黑斑：提示胆固醇偏高。

足拇趾趾腹为暗红色：多为血脂偏高。

双足第4趾趾根部的下方出现硬结：表明肝功能失调，容易患眼部疾病。

足大拇趾尖纤细：表明肝、脾功能失调。

足大拇趾过大，与其他脚趾相较，明显比例失调：提示患者性格大多都比较急躁、任性，且易患肝病、糖尿病、中风、神经痛等疾病。

脚掌皮肤发黄：提示患有肝炎、脾脏疾病等。

脚掌呈青色：多为肝郁、气滞、瘀血、静脉怒张等引起。

脚趾甲动摇脱落：可能患有肝病。

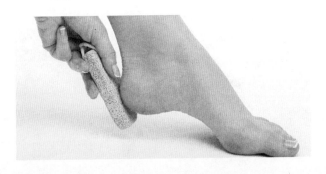

寒从脚下起，祛病先暖足

中医理论中的"六淫"主要是指风、寒、暑、湿、燥、火6种外感病邪，其中寒、湿有一个共同点，就是阴冷。寒邪最大的特点是凝滞，它会造成气血凝滞不通，以致肌肉、神经、血管等组织产生不同程度的收缩和痉挛，造成组织缺血缺氧，从而影响阳气与血液的传导、循环和运行。

足位于人体下方，属阴，而寒亦为阴邪，所以足是寒邪侵犯人体的主要途径之一，故有"寒从脚下起"的

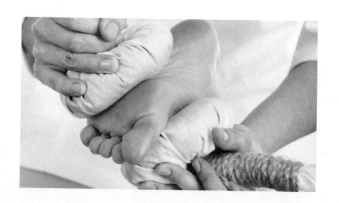

说法。

足部离心脏较远，血液的供应较少，而且足部的表面脂肪层较薄，保温能力较差，所以足部的温度比较低。一般人的正常体温为36.5℃左右，而趾尖的最低温度仅为25℃。

足部与上呼吸道黏膜之间存在着密切的神经联系，足底受凉可反射至上呼吸道，导致上呼吸道黏膜内的毛细血管收缩，抵抗力降低，各种细菌、病毒乘虚而入，从而导致疾病发生。

同时，寒邪犯足之后还会影响心脏，引起胃痛，造成宫寒，从而引起月经不调、行经腹痛，发生腰腿痛、阳痿等症。

1400多年前，唐代医药学家孙思邈在《千金翼方》中就提出了"足下保暖"的说法，至今仍被人们作为祛病延年的经验要方。所以说，想要身体不生病，重点在暖足。

因此，冬天须做好足部防寒保暖的措施。小儿皮肤薄嫩，保温能力差，以穿棉袜棉鞋为宜；鞋袜的宽窄要适度，过宽过大不易保温，过窄过小不易散热散温。若遇雨雪天气，鞋袜湿后应及时更换。

足浴——温暖身体的法宝

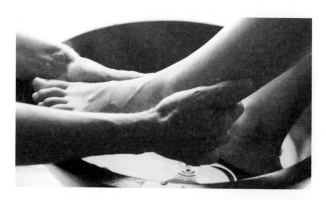

  从广义上讲，足浴也是足疗的一种。它源于我国远古时代，是人们长期社会生活实践经验的积累和总结，至今已有3000多年的历史。

  足浴俗称泡脚，它是一种通过水的温热作用和借助药液熏洗的治疗作用，达到透达筋骨、理气和血、强健体魄的疗养方式。足浴疗法通常分为足热水浴疗法和足药浴疗法。足热水浴疗法是指通过水的温热和波动，对足部各穴位进行持续刺激，从而畅通经络、促进气血运行、调节新陈代谢，达到防病保健的效果；足药浴疗法是指选择合适的药物，用水煎去渣后再兑入温水，然后用之浸泡双脚。这样，药液在水温的作用下，通过皮肤的渗透和黏膜的吸收进入人体血液循环系统，进而输散到人体的全身，从而达到防病、治病的目的。

　　"春天洗脚，升阳固脱；夏天洗脚，暑湿可祛；秋天洗脚，肺润肠濡；冬天洗脚，丹田温灼。"这样的民间歌谣是人们对足浴推崇的真实写照。在历经了数千年演变的中华文明中，这一传统保健术的精华不但被继承下来，而且得到了更大的发扬。在当代，简单、有效、方便的健康理念正逐步深入人心，越来越多的人崇尚自然健康的治病保健方法。随着药物不良反应的增多和药源性疾病的不断涌现，足浴这种绿色疗法也越来越受到大众的认可和欢迎。同时足浴也成为当代人缓解精神压力、消除身体"亚健康"的新型养生之法。

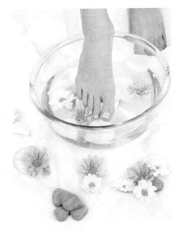

注意小细节，

足浴效果倍增

⊙ 足浴前莫心急，准备工作先做全

足浴有哪些技巧和方法呢？换句话说，足浴前我们需要准备些什么工具，需要做些什么呢？

首先，我们需要有一个合适的浴盆。市面上所售浴盆各种各样，价格不一。做足浴的话，木质盆是一个不错的选择，和中药一样趋于自然，散热较慢，有利于长时间的保温；如果选用电动足浴盆，可以先把药煎好，滤掉药渣后，将药汁倒入盆中。一般不选用金属制的

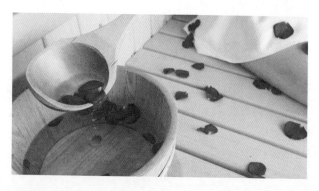

盆，因为金属盆可能会和某些药物发生化学反应，影响疗效，可能还会产生有害物质。一般来说，浴盆的直径选择在20厘米以上，深度至少能没过踝关节，面积比自己的双脚稍大。

有了一个好的浴盆，关键的当然是有一个适合自己的药方。选好药方后，根据其使用说明对药物进行煎熬，煎熬好之后再倒入盆中调温足浴。注意不要直接用开水泡药，这样药物的有效成分不能充分析出溶入药液。

一般来说，足浴的水温选择在40℃~50℃，随着足浴时间的推移，药水会慢慢凉下来，我们可以边泡脚的同时加点热水调水温，以防因水过凉而引发寒性疾病。

足底有很多反射区，如果在足浴的同时也能刺激刺激它们，将会事半功倍。那么问题来了，怎么同时做到这些呢？自己弯腰做按摩会使姿势很不舒服。这里只需要一个小小的技巧，去挑几颗形状圆滑的小卵石放在脚底，就可以轻松做按摩，经济实惠又健康！

⊙ 足浴也有禁与忌，部分人群需当心

每天做做足浴对我们的身体有较大的好处，很多疾病也能通过足浴来预防，或者缓解，但这也并不是说每

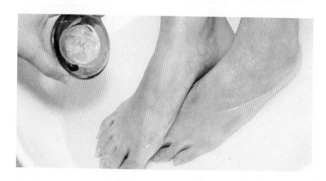

个人、任何时候都能做足浴，一定要结合自己的身体情况，合理地进行选择。比如病情严重时就应该去医院，及时接受治疗。

◎有严重心脏病的患者，脑出血、脑血栓未治愈者不适宜足浴。因为足浴会加快血液循环，从而加重心脏及血管的负担，心脏病患者本身心脏承受能力就差，若突然加重负荷，可能引起心脏病发作或加重，同样也会影响到脑血管的血流状况，所以有这方面疾病的患者最好不要进行足浴。

◎孕妇也不适宜足浴。因为孕妇需要同时供应自身和婴儿的血液，心脏负荷也会加重。如果孕妇身体良好，也可以在有经验的医师指导下进行，一定要注意足浴方法以及配方选药，注明孕妇禁用的药物一定不要使用，时间也要合理地控制。

◎糖尿病患者后期或合并有并发症者，或是周围神经炎患者，对温度的感应会比较迟钝，一个人的情况下最好不要做足浴，可以在家人和朋友的帮助下，调好合适的水温才能做足浴，以防因对温度的不敏感而烫伤自己。

◎足部有炎症或者患有传染性皮肤病者禁和别人共用足浴工具，以防发生交叉性感染。

◎足部外伤或皮肤溃烂烫伤者不能足浴。因患者足部患处失去了皮肤层保护膜，如果足浴，本来安全的药物可能因黏膜的过度吸收而造成毒害，对局部甚至是全身的多器官造成损害。

◎饭前、饭后半小时内不宜足浴。由于足浴会影响各个器官的血液供应，会造成胃肠消化吸收功能减弱。

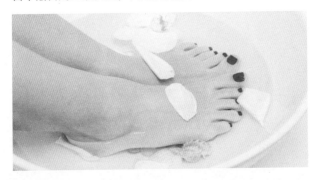

足浴中药材速查图表

适用功效	中药（材）名
清热解毒	生甘草、蒲公英、板蓝根、白鲜皮、金银花、菊花、木槿、淡竹叶、金莲花、梧桐叶、前胡、车前子、滑石、苦参、芦荟根、土茯苓、花椒、透骨草、胡椒、薄荷、牛蒡子、芥末
补脾和中	木香、炙甘草、丝瓜藤、白术、神曲、苍术、砂仁、益智仁、逍遥散
清热止泻	地骨皮、黄芩、知母、五倍子、牛膝、黄柏、槐花、芒硝、白矾
止血凉血	艾叶、荷蒂、石榴花、白鸡冠花、大黄、紫草、赤芍、栀子仁、牡丹皮、芹菜
活血化瘀	白花蛇舌草、丝瓜络、鸡血藤、虎杖、桃仁、红花、银杏叶、鬼箭羽、晚蚕沙、黄酒、琥珀、益母草
助阳平气	桂枝、葱、柴胡、肉桂、吴茱萸、茴香、葛根、荷叶、磁石
理气和中	制香附、杏仁、陈皮、百部、茴香、橘皮、萝卜叶、山楂、枳壳、生香附、小茴香、刺蒺藜

适用功效	中药（材）名
止痛	白花蛇舌草、樟木屑、秦艽、细辛、防风、茴香、独活、羌活、川椒、麝香
滋阴	玄参、熟地、白芍、生地
消肿	蒲公英、白花蛇舌草、柳枝、老桑树根、合欢皮、夏枯草、盐、无花果叶
宁心	连翘、夜交藤、炒枣仁、柏子仁、淡竹叶、五味子
补肾益精	黄连、首乌、菟丝子、锁阳、韭菜子
祛风除湿	伸筋草、海风藤、桑枝
利尿	冬瓜皮、川牛膝、泽泻
补肝强骨	续断、杜仲、桑寄生
止咳祛痰	生姜、半夏、远志
止汗	麻黄根
清肝明目	草决明
暖肾降逆	丁香

按摩——足浴的好搭档

足浴可以使足部血管扩张，加速血液循环，舒筋通络，驱寒保暖。在进行足浴的同时，按摩足部穴位和反射区，是对足部的一种良性刺激。

双足在人的一生中起着至关重要的作用，人体足部集中了与身体所有器官相关的经络穴位。足部按摩保健是通过对人体双足的经络、穴位、反射区施以适当力度和手法的按摩刺激，可达到调整脏腑虚实、舒筋活血、散风降温、调节机体功能、改善睡眠、消除疲劳、增强人体免疫力以及预防和治疗某些疾病的作用。

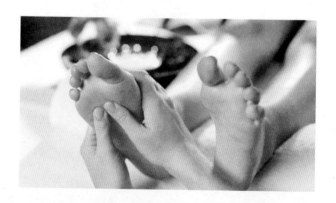

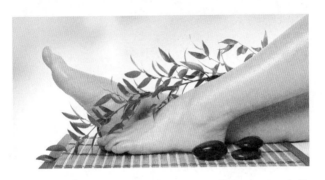

　　足部按摩是一种调整身体状态、缓解生活压力的理想疗法，它可以加快血液循环、调节神经系统、改善睡眠。足部按摩无副作用，其改善健康状况的效果很可观，只要按摩伸手可及的脚部，就能知道身体状况，进而进行治疗和预防，且随时随地，任何人都可以做到，几乎不用任何费用。时至今日，足浴保健已渐渐被城市白领接受，成为集休闲、娱乐、社交为一体的健康活动，是当代人缓解压力、消除"亚健康"的新型养生之道，同时，它的美容功效也越来越受到人们的关注。与化妆美容、手术美容等方式相比，足疗"治本"美容的理念是任何一项单纯的美容术所无法比拟的。

　　随着医疗科学的发展与进步，足部按摩术逐渐成为一种成熟有效的医疗保健方法。

足部按摩不是乱比划，
8种常用手法须牢记

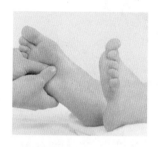
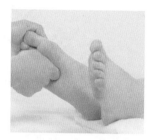

拇指指腹按压法

拇指指腹按压法操作方法：用一手的拇指指腹贴于施术部位施力，按压施术部位；或者两手拇指交叠，贴于施术部位按压。按摩时拇指指腹垂直施力，力度以受术者能承受为宜，注意避免指甲划伤受术者皮肤。

单食指叩拳法

单食指（又称示指）叩拳法操作方法：一手固定按摩部位，另一手除食指外，其余四指握拳，食指弯曲，拇指固定，以食指的近节指间关节为施力点，顶压施术部位；或者以按摩棒代替食指贴于施术部位顶压。按摩时叩击要有节奏感，不能忽快忽慢。

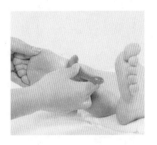

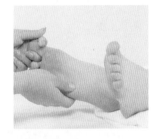

刮压法

刮压法操作方法：一手拇指固定，食指弯曲呈镰刀状，用食指尺侧缘施力刮压施术部位；或者用刮痧板代替食指贴于施术部位刮压施术。按摩时食指尺侧或刮痧板始终贴于按摩部位皮肤，刮压的方向保持水平，力度以受术者能承受为宜。

双指夹压法

双指夹压法操作方法：用一手固定足部，另一手食指、中指弯曲呈钳状，夹住施术部位，对施术部位施力夹压并向外牵拉。操作时注意夹压力量保持适中。

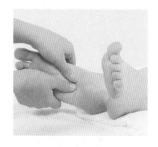 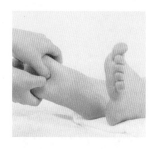

拇指指腹推压法

拇指指腹推压法操作方法：以一手拇指指腹贴于施术部位，施力推压；或者双手握住足部，双手的拇指指腹同时施力推压按摩。操作时双手拇指须同时施力，力量保持均衡。

掐法

掐法操作方法：用单手拇指指甲着力，用力地掐压施术部位；或者用双手拇指同时着力，掐压施术部位。操作时拇指端置于施术部位后不要再移动，力量由轻至重，再由重至轻，力度以渗透皮肤组织为宜。

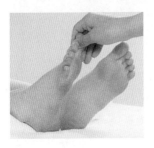

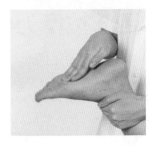

指揉法

指揉法操作方法: 用拇指指腹着力于施术部位, 以一定的力度旋转揉动, 达到带动皮下组织的效果; 或者用食指、中指贴于施术部位, 以一定的力度旋转揉动, 达到带动皮下组织的效果。按摩时力度应均匀连贯, 作用面积小而集中, 之后逐渐扩大范围。

擦法

擦法操作方法: 用手掌面着力于施术部位, 触于皮表, 循于肌肤推擦或摩擦, 以产生一定的热量为度。操作时, 腕部应伸直, 使前臂与手掌面接近于同一平面, 手指不能上翘, 然后将手掌面或鱼际附着施术部位皮肤上推擦或摩擦。

足部按摩为何有效，

这些功效你知道吗

中医学认为，足部按摩可以增强、协调脏腑功能，平衡人体阴阳，疏经通络，提高抗病邪能力，舒筋止痛。通过足部按摩，不仅能治疗足部的局部疾病，还能治疗全身性疾病，并有强身健体、养生保健的作用。

足部按摩的具体功效如下：

止痛

通过刺激足部反射区，使大脑的高级神经中枢直接支配垂体，释放止痛物质。刺激足部同时可以兴奋人体的止痛纤维，抑制痛觉，起到止痛作用。

消炎

按摩足部反射区可增强肌肉组织的张力，改善血液循环，加快新陈代谢，可使有害物质迅速通过排泄系统排出体外，从而达到消炎、消肿的目的。

调节神经的兴奋性

通过刺激足部反射区，可抑制交感神经的兴奋性，具有降压的功效；另外，还能提高迷走神经的兴奋性，提高胰岛素的分泌能力，抑制糖尿病的发生。

调节各类激素

按摩足部反射区可调节各类激素的分泌能力，防治前列腺肥大、甲状腺功能亢进、糖尿病等病症。

增强免疫力

按摩足部反射区可增强机体免疫力，对各种支气管哮喘、皮肤病、风湿病、过敏性病变等均有显著的疗效。

排毒

刺激足部反射区可大量排出体内垃圾和毒素。排毒现象有尿液颜色变深、气味变重、大便量增多。

足浴足疗注意事项及适应证、

禁忌证，操作前须了解

⊙
注
意
事
项

1.饭前半小时、饭后1小时内，不宜进行足部按摩。

2.在进行足部按摩时，建议使用防水性（不会渗透）乳液。

3.在按摩开始和结束时，一定要按摩排泄器官，按照以下反射区的顺序按摩：肾上腺反射区、肾反射区、输尿管反射区、膀胱反射区、尿道反射区。

4.先按摩左脚，然后再按摩右脚。

5.按摩结束后，30分钟内最好喝500毫升的温开水，以补充体内流失的水分。

6.怀孕的妇女和生理期女性也可以按摩。孕妇按摩最好在专家的指导下进行。

7.刚做完手术的人，须等到伤口完全复原才能进行按摩。

○ 适应证

1.神经系统疾病，如神经痛、神经麻痹、头痛、失眠、神经官能症、瘫痪等。

2.消化系统疾病，如食欲不振、呕吐、腹泻、便秘、胃肠功能紊乱等。

3.呼吸系统疾病，如感冒、咳嗽、哮喘等。

4.循环系统疾病，如心律不齐、高血压、低血压、贫血、心悸等。

5.内分泌及免疫系统疾病，如甲状腺功能亢进或减退、肥胖症、糖尿病等。

6.泌尿生殖系统疾病，如尿频、尿急、遗尿、月经不调、痛经、闭经、阳痿、前列腺肥大、围绝经期综合征（又称更年期综合征）等。

⊙ 禁忌证

1.各种严重的出血性疾病患者，如吐血、呕血、便血、脑出血、胃出血、肠出血、子宫出血及其他内脏器官出血等。

2.一些外科疾病患者，如严重外伤、烧伤、骨折、关节脱位、胃肠穿孔、急性阑尾炎等。

3.各种急性传染性疾病患者，如肝炎、肺结核、流行性脑脊髓膜炎、流行性乙型脑炎、伤寒及各种性病等。

4.急性心肌梗死及冠心病病情不稳定等。

5.严重的器官功能衰竭者，如肾衰竭、心力衰竭和肝坏死等。

6.各种急性中毒者，如煤气中毒、药物中毒、食物中毒、毒蛇咬伤、狂犬咬伤等。

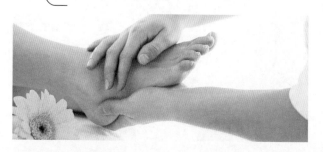

在最佳时间按摩足部，
效果加倍

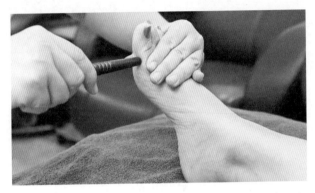

足部按摩和经穴按摩有所不同，全身经穴按摩受气血流注影响，足部按摩则是刺激末梢神经与末梢血管的反射作用，不受时间影响。不过根据气血流注的时间按摩足底反射区，效果更佳。

身体的五脏六腑各自有其固定的、能发挥最佳功能的时间带，利用各器官的活动顺序来进行足部按摩，效果会更加明显。

肺发挥最佳功能的时间段是在凌晨3时至早上5时，

但此时正是早上睡眠时间，因此可选择脾发挥最佳功能的时段上午9时至11时，对足部进行按摩。一般肺有病变的人经常会在凌晨3时至早上5时这个时段醒来，这是气血不足的表现。

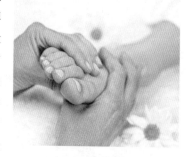

大肠发挥最佳功能的时间段是在早上5时至7时，清晨起床后最好养成排便的习惯，可以先喝杯温开水，再去排出体内废物毒素，这样既可稀释血液，也可有效防止血栓形成。一般患有肠胃疾病的人，可以在这个时间段进行足部按摩，对肠胃疾病的治疗也很有效。

胃发挥最佳功能的时间段是在早上7时至上午9时，在这个时段吃早餐最容易消化，吸收也好。早餐应食用温和养胃的食品，减少食用过于燥热的食品。饭后一小时按摩足部可以调节人体的肠胃功能。

脾发挥最佳功能的时间段是在上午9时至上午11时，切记不要食用燥热及辛辣刺激性食物，以免伤胃败脾。在这个时间段按摩足部，有助于强化脾功能，使其消化吸收好，血液质量好，面色红润气色好。

心发挥最佳功能的时间段为上午11时至中午13时，此时不宜做剧烈运动，人在这个时段小睡片刻是对心经最好的保养，以便下午处于精力充沛的状态。在这个时间段按摩足部，有助于强化心功能，养心安神，使人可以一整天处于精神焕发的状态。

小肠发挥最佳功能的时间段是在中午1点至下午3点，在这个时段多喝水、喝茶有利于小肠排毒降火。在13时之前吃完午餐有助于吸收营养物质。在这个时间段按摩足部，有助于强化小肠功能，加强吸收营养。

膀胱发挥最佳功能的时间段为下午3点至下午5点。此时宜适时饮水，适当运动，有助于体内津液循环，喝滋阴泻火的茶水对阴虚体质的人最有效。在这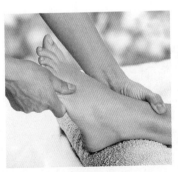个时间段按摩足部，有助于防患和治疗膀胱经疾病。

肾发挥最佳功能的时间段为下午5点至晚上7点。肾协调人体阴阳能量，也维持体内水液平衡。在这个时间段按摩足部有助于缓解与肾相关的疾病。

心包发挥最佳功能的时间段为晚上7点至晚上9点。在这个时段切忌晚餐油腻，否则易产生亢热而导致胸中产生烦闷、恶心症状。在这个时间段按摩足部，有助于强化心脏功能，养心安神，可以使人心情愉悦，从而释放压力。

淋巴结发挥最佳功能的时间段为晚上9点至晚上11点，此时间段是人体内分泌系统最活跃的时候，在这个时间段按摩足部，可以使睡眠质量更好。

胆囊发挥最佳功能的时间段为晚上11点至凌晨1时，此时是睡眠的黄金时间，是人体代谢清理工作的重要时间段，如果此时熬夜，人体推陈出新的工作就无法完成，体内的毒素就无法排出，新鲜的气血也就无法完成，继而对人体造成很大的危害。

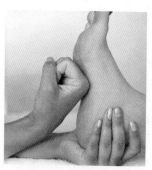

肝发挥最佳功能的时间段为凌晨1点至凌晨3点，只要把握这几个时辰好好休息，就能有效地排出身体的毒素，缓解疲劳，预防各种疾病的发生。

足部按摩常出现的症状

1.排尿量增加，小便变黄且带臭味，有的还可出现絮状物质。这些均为排泄废物的现象。

2.睡眠质量变好。这是按摩后，人体得到休整的具体表现。

3.出汗量增多，且色黄味臭。这是排泄废物的现象。

4.大便次数增多，味臭。有时会夹杂有颜色的黏稠物质。

5.身体出现发热。这是机体与病原体相抗争的结果，从而消除潜在的炎症，增强机体的免疫功能。

6.鼻腔、咽喉、气管分泌物增多，妇女还可能出现白带增多，有时伴有色、味的变化。这是按摩后，机体功能改善，体内环境得以调整，机体生命活动旺盛的表现。

7.按摩过的地方，以及相关部位会觉得痛。

8.淋巴结有问题时，踝骨会肿大。

9.大腿部位，皮肤较薄的地方会微量出血。

10.食欲旺盛，或有呕吐症状。

足疗无效果，
找找这些原因

力度不够

按摩应强、慢、深，最好以与自身体重相当的力道按摩足部。被按摩者应该是感觉略微酸痛，以不会感觉惊慌、头晕、恶心等不适为最佳力度。

按摩局部

按摩应仔细、全面，每个部位都要认真按摩到位。

补水不够

每次按摩结束后，最好喝一杯500毫升的温开水，以补充在按摩期间身体流失的水分。

睡眠不够

按摩结束后，最好在晚上11点上床睡觉，因为晚上11点至凌晨1点，是睡眠的黄金时间，此时进行重要的人体代谢清理工作，如果此时熬夜，人体推陈出新的工作就无法完成，体内的毒素就无法代谢。

足疗有疑惑，
专家为你答疑解惑

1.Q: 按摩时，如何控制力度?

A: 用与自己体重相当的力度。例如，体重为50千克的人，即用50千克的力度，将全身的重量放在脚掌上。平常走在凹凸不平的路上，脚掌也是这样承受自身的体重的，故不必担心身体会承受不了。

2.Q: 按摩时间需要多长比较合适?

A: 左、右脚各按摩20分钟为度。罹患疾病的人、老年人、刚做完手术的人，可以从5分钟开始，然后慢慢地增加时间。生病的人每天按摩2次，效果会更好。

3.Q: 足部按摩之后，出现了很好的效果，可以增加按摩时间和次数吗?

A: 按摩足底有利于血液循环，使体内垃圾、毒素一起聚集到肾脏，但肾脏的处理能力是有限的，所以就算按摩时间和次数增加了，肾脏也没办法一次性处理完所有的体内垃圾、毒素，建议量力而行。

4. Q: 罹患疾病时可以只按摩相关的反射区做治疗吗？

A: 器官之间都是相互关联、相互影响的，无法独立运作，所以生病时不要只按摩相关的反射区，建议尽量地按摩更多的反射区。

5. Q: 为什么按摩之后会痛并且出现瘀青？

A: 若静脉血管太脆弱，就容易产生内出血，用力按压刺激就会瘀青。从另一方面来说，瘀青的地方也是血液循环较差的地方。每天坚持按摩，瘀青自然会消失。

6. Q: 每次做完足底按摩后，为什么会因喝了500毫升的水导致经常半夜起来上厕所？

A: 这属尿频症状。尿频证明肾脏的排泄功能不好。膀胱的容量为500毫升。水分在体内循环，健康的肾脏大概要3天才会将水排出体外。

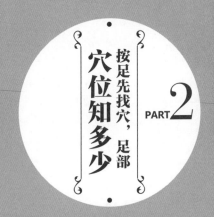

PART 2

按足先找穴，足部穴位知多少

人们常说："寒从脚起，人老脚先衰。"
人体有多条经络经过足部，
而且在足部有多个关键性的穴位，如涌泉穴。
常按涌泉穴，可以增强体质，提高免疫力。
找准足部穴位，泡脚的同时按按揉揉，
保健祛病效果看得见。

足趾穴位

厉兑穴

清热安神，苏厥醒神

厉兑穴是足阳明胃经的腧穴，具有清热泻火、理气安神的作用，经常掐按此穴，可以有效地缓解热病、咽喉肿痛、上火引起的牙痛等发热病症。

主治： 鼻出血、牙痛、咽喉肿痛、腹胀、热病、多梦、癫痫等病症。

定位： 位于足第2趾末节外侧，距趾甲角0.1寸（指寸）。

按摩方法： 用手指关节夹按厉兑穴2～3分钟。

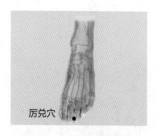

厉兑穴

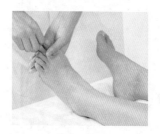

配伍治病

厉兑配条口、三阴交，主治胫寒不得卧。

厉兑配隐白，主治梦魇不宁。

厉兑配隐白、中冲，主治中风（脑卒中）昏迷。

足窍阴穴

疏肝解郁，通经活络

足窍阴穴是足少阳胆经的腧穴，此穴在足部，善治耳目诸疾，故名足窍阴。对呃逆、喉痹、舌强、口干、耳聋等病症有疗效。经常掐按此穴，还可以有效地改善妇科疾病。

主治： 偏头痛、目眩、目赤肿痛、咽喉肿痛、耳聋、耳鸣、失眠、多梦、月经不调等病症。

定位： 位于足第4趾末节外侧，距趾甲角0.1寸（指寸）。

按摩方法： 用手指指尖垂直掐按足窍阴穴3～5分钟，以穴位有酸胀感为宜。

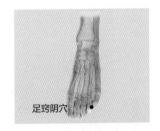

足窍阴穴

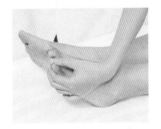

配伍治病

足窍阴配头维、太阳，主治偏头痛。
足窍阴配翳风、听会、外关，主治耳鸣。
足窍阴配少商、商阳，主治喉痹。

至阴穴

正胎，催产，清头目

至阴穴是足太阳膀胱经的常用腧穴之一，为膀胱经之井穴。本穴上清头目、下调胞产。胎位异常见于腹壁松弛的孕妇和经产妇，早期按摩该穴可以纠正胎位，能预防难产。

主治：胎位不正、滞产、头痛、目痛、鼻塞、鼻出血等病症。

定位：位于足小趾末节外侧，距趾甲角0.1寸（指寸）。

按摩方法：用拇指指腹按揉至阴穴100~200次，力度适中，有酸胀感为宜。

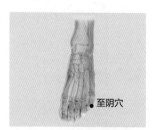

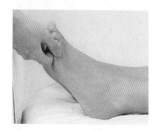

至阴穴

配伍治病

至阴配三阴交，主治胞衣不下、难产。
至阴配风池、攒竹，主治头痛、目痛。

隐白穴

健脾宁神，调经统血

隐白穴属足太阴脾经，为脾经之井穴，是治疗月经过多、崩漏的要穴。脾主统血，脾阳虚弱，则统血无力，易导致各类出血疾患，尤以妇科病症多见。刺激本穴可健脾回阳止血，让人恢复好气色。

主治： 月经不调、崩漏、便血、尿血、咯血、腹胀、腹满等病症。

定位： 位于足大趾末节内侧，距趾甲角0.1寸（指寸）。

按摩方法： 用拇指指尖用力掐按隐白穴100～200次，以局部刺痛为宜。

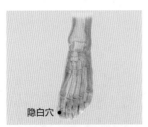

隐白穴

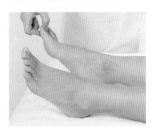

配伍治病

隐白配大敦，主治昏厥、中风（脑卒中）昏迷。
隐白配脾俞、上脘、肝俞，主治鼻出血。
隐白配气海、血海、三阴交，主治月经过多。

大敦穴

疏调肝肾，熄风宁神

自古以来大敦穴被视为镇静及恢复神智的要穴，此穴为人体足厥阴肝经上的主要穴位之一，指压按摩可缓解人的焦躁情绪。

主治： 疝气、腹痛、月经不调、遗尿、崩漏、阴挺、男性各种疾病及癫痫等病症。现代又多用大敦穴治疗肠疝痛、功能性子宫出血、子宫下垂、睾丸炎、血尿等。

定位： 位于足大趾末节外侧，距趾甲角0.1寸（指寸）。

按摩方法： 用拇指指尖掐按大敦穴3~5分钟，以穴位有酸胀感为宜。

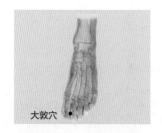

大敦穴

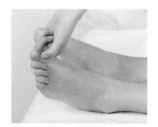

配伍治病

大敦配太冲、气海、地机，主治疝气。
大敦配隐白，主治功能性子宫出血。
大敦配百会、三阴交、照海，主治子宫脱垂。

独阴穴

降逆和胃，理气止痛

独阴穴属经外奇穴。《针灸大成》曰："独阴二穴……治小肠疝气，又治死胎，胎衣不下，灸五壮。又治女人干哕，呕吐红，经血不调。"经常刺激此穴，有调理冲任的作用。

主治：心绞痛、胃脘疼痛、腹痛、胸痛、恶心、呕吐、咯血、难产、死胎、胞衣不下、月经不调、小肠疝气等病症。

定位：位于足第2趾的跖侧远侧趾间关节的中点。

按摩方法：用拇指指尖掐按独阴穴1～2分钟，以穴位有酸胀感为宜。

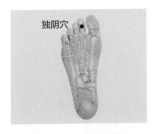

独阴穴

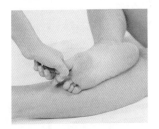

配伍治病

独阴配中髎、下髎、太冲，可治疗阴痛。

独阴配肝俞、脾俞、膈俞、足三里，可治疗胃脘痛。

太冲穴

疏肝理气，平肝潜阳

太冲穴为足厥阴肝经上的重要穴位之一，为肝经之俞穴、原穴，刺激该穴可疏肝理气，通调三焦，使人心平气和，养护肝脏健康，远离疾病困扰。

主治： 头痛、眩晕、目赤肿痛、疝气、月经不调、小儿惊风、癫痫、胁痛、腹胀、黄疸、膝股内侧痛、足跗肿痛等病症。

定位： 位于足背侧，当第1跖骨间隙的后方凹陷处。

按摩方法： 用拇指指尖垂直掐按太冲穴，先左后右，掐按1～3分钟。

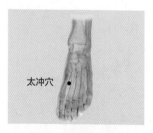

太冲穴

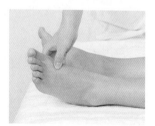

配伍治病

太冲配肝俞、膈俞、三阴交、血海，可治疗贫血、月经不调。

太冲配间使、心俞、肝俞，可治疗抑郁症。

行间穴

调理肝肾，清热熄风

行间穴是足厥阴肝经上的主要穴位之一，为肝经之荥穴。荥穴善清泄邪火，可治热病。肝主怒，肝失疏泄，气郁火盛，易导致肝火旺盛。经常刺激行间穴，可疏泄肝火，疏肝解郁。

主治：目赤肿痛、失眠、神经衰弱、月经不调、痛经、小便不利、腹胀等病症。

定位：位于足背侧，当第1、第2趾间，趾蹼缘的后方赤白肉际处。

按摩方法：用拇指指尖掐按行间穴，有刺痛感，左右各掐按1～3分钟。

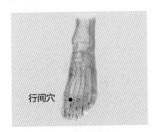

行间穴

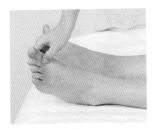

配伍治病

行间配睛明、太阳，主治目赤肿痛。
行间配气海、地机、三阴交，主治痛经。
行间配百会、风池、率谷，主治偏头痛。

解溪穴

舒筋活络，清胃化痰

解溪穴属足阳明胃经，为胃经之经穴，是胃经的母穴，"虚则补其母"。刺激解溪穴有健运脾胃，补益气血的作用，可以放松身心，改善脑供血不足。

主治： 癫痫、精神病、头痛、腓神经麻痹、运动系统疾病、踝关节周围组织扭伤、胃炎、肠炎等病症。

定位： 位于足背与小腿交界处的横纹中央凹陷中，拇长伸肌腱与趾长伸肌腱之间。

按摩方法： 用拇指指腹推按解溪穴2～3分钟，力度适中。

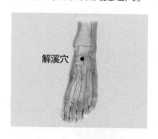

解溪穴

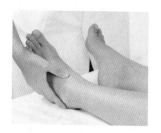

配伍治病

解溪配条口、丘墟、太白，主治膝股肿痛。
解溪配血海、商丘，主治腹胀。
解溪配丘墟、昆仑、太溪，主治踝部肿痛。

冲阳穴

和胃化痰，通络宁神

冲阳穴为足阳明胃经的原穴，《针灸甲乙经》曰："善啮颊齿唇，热病汗不出，口中热痛；胃脘痛，时寒热。"说明冲阳穴善治热病。经常刺激此穴有和胃化痰，通络宁神的作用。

主治： 口眼㖞斜、面肿、牙痛、癫痫、胃病、足痿无力、网球肘等病症。

定位： 位于足背最高处，当拇长伸肌腱和趾长伸肌腱之间，足背动脉搏动处。

按摩方法： 用手掌小鱼际敲击冲阳穴2～3分钟，以局部潮红发热为宜。

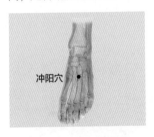

冲阳穴

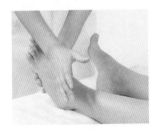

配伍治病

冲阳配足三里、仆参、飞扬、复溜、完骨，主治足痿失履不收。

冲阳配太白，可治消化不良。

陷谷穴

理气和胃，止痛利水

陷谷穴是足阳明胃经上的腧穴。孕妇在妊娠后期会出现下肢水肿，而且下午较为明显，按压陷谷穴，对颜面水肿、下肢水肿、足背肿痛有很好的疗效。

主治： 腹痛胀满、肠鸣泻痢、面部水肿、目赤肿痛、疝气、足背肿痛等病症。

定位： 位于足背，当第2、第3跖骨结合部前方的凹陷处。

按摩方法： 用拇指指腹揉按陷谷穴2～3分钟，力度适中。

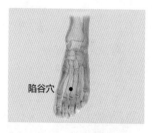

陷谷穴

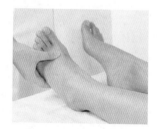

配伍治病

陷谷配列缺，主治面部痈肿。

陷谷配内庭、太冲，主治足跗肿痛。

陷谷配束骨，可治肢体酸痛。

内庭穴

清胃热，化积滞

内庭穴属足阳明胃经，为胃经之荥穴，具有清胃泻火，理气止痛的作用，是热证、上火的克星，对胃火引起的牙痛、咽喉肿痛、口臭等发热病症有良好的疗效。

主治： 鼻出血、口臭、耳鸣、胃热上冲、腹胀满、肠疝痛、便秘、足背肿痛、发热、小便出血等病症。

定位： 位于足背，当第2、第3趾间，趾蹼缘后方赤白肉际处。

按摩方法： 用拇指指尖点按内庭穴2～3分钟，有刺痛感为宜。

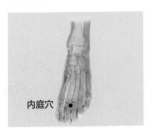

内庭穴

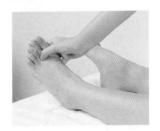

配伍治病

内庭配合谷，主治牙龈肿痛。
内庭配上星、太阳、头维，主治头痛、目赤肿痛。

丘墟穴

疏肝利胆，消肿止痛

丘墟穴是足少阳胆经的腧穴，《针灸甲乙经》曰："目视不明，振寒，目翳，瞳子不见，腰两胁痛，脚酸转筋，丘墟主之。"说明丘墟穴有疏肝利胆，消肿止痛的作用，还能有效地缓解胆囊炎、肝炎等肝胆疾病。

主治： 头痛、疝气、目赤肿痛、胆囊炎、中风偏瘫、下肢痿痹等病症。

定位： 位于足外踝的前下方，当趾长伸肌腱的外侧凹陷处。

按摩方法： 将拇指指尖放于丘墟穴上，有规律地揉按3~5分钟。

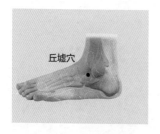

丘墟穴

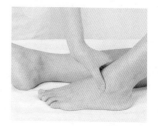

配伍治病

丘墟配风池、太冲，主治目赤肿痛。
丘墟配昆仑、申脉，主治外踝肿痛。
丘墟配阳陵泉、期门，主治胆囊炎。

足临泣穴

疏肝熄风，化痰消肿

足临泣穴是足少阳胆经的腧穴，凡有凝滞郁塞之感者，此穴可以通之。《针灸甲乙经》曰："胸痹心痛，不得息，痛无常处，临泣主之。"产妇长期掐按此穴，对产后缺乳也有很好的疗效。

主治：头痛、心悸、目眩、目赤肿痛、目外眦痛、疟疾、中风偏瘫等病症。

定位：位于足背外侧，当足第4趾关节的后方，小趾伸肌腱的外侧凹陷处。

按摩方法：用手指指尖点按足临泣穴2～3分钟，有刺痛感为宜。

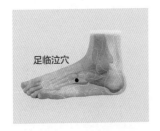

足临泣穴

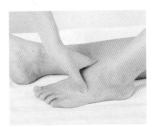

配伍治病

足临泣配丘墟、解溪、昆仑，主治足跗肿痛。
足临泣配风池、太阳、外关，主治偏头痛。
足临泣配乳根、肩井，主治乳痈。

地五会穴

疏肝消肿，通经活络

地五会穴是足少阳胆经的腧穴，本穴为足少阳之气与其他五经之气汇合处。《铜人腧穴针灸图经》指出："治内伤唾血，足外皮肤不泽，乳肿。"经常掐按地五会穴，还对面部疾病有很好的缓解作用。

主治：头痛、目赤、耳鸣、耳聋、乳腺炎等病症。

定位：位于足背外侧，当足第4趾本节的后方，第4、第5跖骨间。

按摩方法：用手指指尖掐按地五会穴2～3分钟，以局部温热为宜。

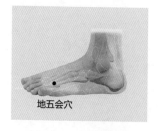

地五会穴

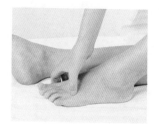

配伍治病

地五会配睛明、瞳子髎，主治目赤肿痛。
地五会配乳根、膻中、足三里，主治乳痈。

侠溪穴

平肝熄风，消肿止痛

侠溪穴是足少阳胆经的腧穴，是筋膜之连接处。《针灸甲乙经》曰："胸胁支满，寒如风吹状，侠溪主之。"说明侠溪穴有平肝熄风，消肿止痛之功，经常掐按侠溪穴还可以有效地治疗高血压。

主治：头痛、眩晕、惊悸、耳鸣、耳聋、目赤肿痛、中风、高血压、身热等病症。

定位：位于足背外侧，当第4、第5趾间，趾蹼缘后方赤白肉际处。

按摩方法：用手指指尖按揉侠溪穴5~6分钟，力度适中，做环状运动。

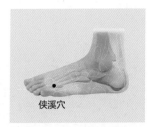

侠溪穴

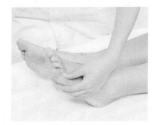

配伍治病

侠溪配太阳、率谷、风池，主治头痛。
侠溪配支沟、阳陵泉，主治胸胁痛。
侠溪配听宫、翳风，主治耳鸣、耳聋。

中封穴

清泻肝胆，舒筋通络

中封穴为足厥阴肝经之腧穴，《针灸甲乙经》曰："身黄时有微热，不嗜食，膝内踝前痛，少气，身体重，中封主之。"说明中封穴有清泻肝胆，舒筋通络的作用。

主治： 阴茎痛、遗精、小便不利、疝气、黄疸、胸腹胀满、腰痛、足冷、内踝肿痛等病症。

定位： 位于足背侧，足内踝前，商丘与解溪连线间，胫骨前肌腱内侧凹陷处。

按摩方法： 用拇指指尖着力掐按中封穴3～5分钟，以局部有酸胀感为宜。

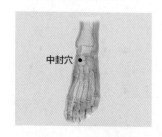
中封穴

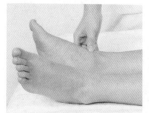

配伍治病

中封配胆俞、阳陵泉、太冲、内庭等穴，主治黄疸、疟疾。
中封配足三里、阴廉，防治遗精、小便不利。

大都穴

健脾利湿，和胃宁神

大都穴是足太阴脾经的腧穴。《铜人腧穴针灸图经》曰："治热病汗不出，手足逆冷，腹满，善呕，烦热闷乱，吐逆，目眩。"刺激大都穴能健脾利湿，改善脾虚引起的各种肠胃疾病。

主治： 腹胀、胃痛、呕吐、腹泻、便秘、急慢性肠炎、足趾痛等病症。

定位： 位于足内侧缘，当足大趾本节前下方赤白肉际凹陷处。

按摩方法： 用拇指指尖着力掐揉大都穴100～200次以，局部有酸胀感为宜。

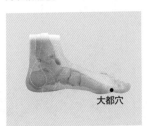

大都穴

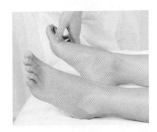

配伍治病

大都配商丘、阴陵泉，主治脾虚腹泻。

大都配经渠，主治热病汗不出。

大都配阳谷、鱼际，主治腹胀。

太白穴

健脾化湿，理气和胃

太白穴为足太阴经所注为"输"，脾经的"原"穴。刺激太白穴能改善和治疗先天性脾虚、肝旺脾虚、心脾两虚等各种原因引起的脾虚症状。太白穴有双向调节的作用，能改善食欲不振，消除腹胀、便秘和便溏等症状。

主治： 腹痛、肠鸣、腹胀、呕吐、腹泻、饥不欲食、胃痛、便秘等病症。

定位： 位于足内侧缘，当足大趾本节（第1趾趾关节）后下方赤白肉际凹陷处。

按摩方法： 用拇指指尖用力掐揉太白穴100～200次，以局部有酸胀感为宜。

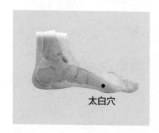

太白穴

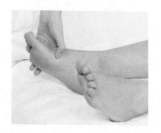

配伍治病

太白配公孙、大肠俞、三焦俞，主治腹泻。
太白配复溜、足三里，主治腹胀。
太白配中脘、足三里，主治胃痛。

公孙穴

健脾化湿，和胃理中

公孙穴属足太阴脾经，为脾经之络穴，肝木为公，脾土为孙。肝脾不调，则易出现胸胁胀满窜痛、情志抑郁或急躁易怒、腹痛欲泻等病症。刺激该穴可以兼治脾胃和胸腹部等疾病。

主治： 胃痛、呕吐、饮食不化、肠鸣、腹胀、腹痛、腹泻、水肿、心烦失眠等病症。

定位： 位于足内侧缘，当第1跖骨基底的前下方。

按摩方法： 用拇指指尖垂直按揉公孙穴，左右各按揉1~3分钟。

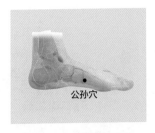

公孙穴

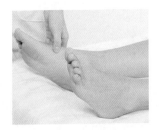

配伍治病

公孙配丰隆、中魁、膻中，主治呕吐痰涎、眩晕等病症。

公孙配解溪、足三里，主治胃脘疼痛。

商丘穴

健脾化湿，肃降肺气

商丘穴属足太阴脾经，为脾经之经穴。脾主精微、水湿的运化，刺激商丘穴则可以健脾化湿，让肠胃更通畅，促进体内毒素更快排出。因此穴位于足踝部，取近治作用，还可治疗足踝痛。

主治： 腹胀、肠鸣、腹泻、便秘、饮食不化、咳嗽、黄疸、足踝痛等病症。

定位： 位于足内踝前下方凹陷中，当舟骨结节与内踝尖连线的中点处。

按摩方法： 用拇指指尖掐揉商丘穴100～200次，力度适中。

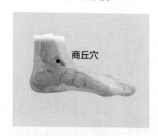

商丘穴

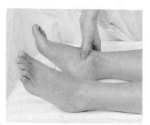

配伍治病

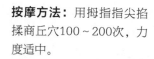

商丘配阴陵泉、曲泉、阴谷，主治胃脘痛。
商丘配三阴交，主治脾虚、便秘。
商丘配天枢、阴陵泉，主治腹泻、腹胀。

然谷穴

益气固肾，清热利湿

然谷穴是足少阴肾经的荥穴，有益气固肾，清热利湿的功效。中医所称"消渴"相当于西医称的糖尿病。刺激该穴可缓解口干舌燥、内心烦乱等消渴症状。

主治：月经不调、阴挺、阴痒、遗精、阳痿、小便不利、胸胁胀痛、心肌炎、足跗肿痛等病症。

定位：位于足内侧，足舟骨粗隆下方，赤白肉际处。

按摩方法：用拇指着力按揉然谷穴2~3分钟，以局部有酸胀感为宜。

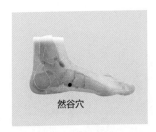

然谷穴

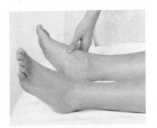

配伍治病

然谷配伏兔、足三里，主治下肢痿痹。
然谷配血海、三阴交，主治阴痒、白浊。

太溪穴

壮阳强腰，滋阴益肾

太溪穴是足少阴肾经的常用腧穴之一，为肾经之原穴，补之则济其亏损，泄之则祛其有余，善于治疗肾脏疾病以及五官等方面的病症，对于阳虚引起的下肢病症亦有较好的疗效。

主治：头痛目眩、咽喉肿痛、牙痛、耳鸣、咳嗽、气喘、胸痛、月经不调、遗精、阳痿、小便频数、内踝肿痛等病症。

定位：位于足内侧，内踝后方，当内踝尖与跟腱之间的凹陷处。

按摩方法：用拇指按揉太溪穴100~200次，力度适中，有酸胀感为宜。

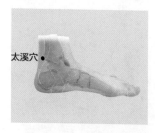

太溪穴

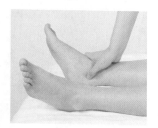

配伍治病

太溪配少泽，主治咽喉炎、牙痛。
太溪配飞扬，主治头痛、目眩。
太溪配肾俞、志室，主治遗精、肾虚腰痛。

大钟穴

益肾平喘，调理二便

大钟穴为足少阴肾经之大络。《备急千金要方》曰："主惊恐畏人，神气不足；烦心满呕。"常按此穴，有益肾平喘之功，可改善因肾气不足引起的各种疾病。

主治： 神经衰弱、癔病、痴呆、精神病、尿潴留、淋病、哮喘、咽痛、口腔炎、食管狭窄、便秘、疟疾等病症。

定位： 位于足内侧，内踝后下方，当跟腱附着部的内侧前方凹陷处。

按摩方法： 用拇指指腹按揉大钟穴，左右各按揉1~3分钟，有酸胀感为宜。

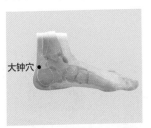

大钟穴●

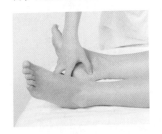

配伍治病

大钟配中极、三阴交，主治尿潴留。
大钟配神门、太溪，主治心悸、失眠。

水泉穴

清热益肾，通经活络

水泉穴是足少阴肾经的腧穴。《铜人腧穴针灸图经》曰："治月事不来，来即多，阴挺出，小便淋沥，腹中痛。"此穴善于治疗肾脏疾病，改善月经不调等妇科疾病。

主治：月经不调、痛经、闭经、阴挺、崩漏、小便不利、小便淋沥、目昏花不能远视、腹痛、胸下闷痛等病症。

定位：位于足内侧，内踝后下方，当太溪直下1寸，跟骨结节的内侧凹陷处。

按摩方法：用拇指指腹按揉水泉穴，左右各按揉1~3分钟，有酸胀感为宜。

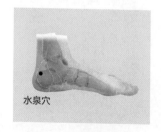

水泉穴

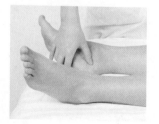

配伍治病

水泉配气海、三阴交，主治月经不调。
水泉配承山、昆仑，主治足跟痛。

照海穴

滋阴清热，调经止痛

照海穴是足少阴肾经的常用腧穴之一，《千金要方》称此穴为"漏阴"，意指肾经经水在此蒸发、漏失，故刺激照海穴能滋肾清热，通调三焦，可调节女性内分泌和生殖系统功能，有益于卵巢的保养。

主治： 咽喉干燥、目赤肿痛、失眠、惊恐不宁、月经不调、痛经、赤白带下、阴挺、阴痒、小便频数、脚气等病症。

定位： 位于足内侧，内踝尖下方凹陷处。

按摩方法： 用拇指指腹用力按揉照海穴100～200次，以有酸胀感为宜。

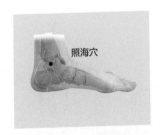

照海穴

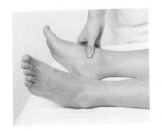

配伍治病

照海配合谷、列缺，主治咽喉肿痛。
照海配中极、三阴交，主治月经不调、痛经、赤白带下。

昆仑穴

安神清热，舒筋活络

昆仑穴属足太阳膀胱经，为膀胱经之经穴。足跟是人体负重的主要部位，足跟痛最常见于久站，尤其是经常穿高跟鞋的女性。经常刺激昆仑穴，能增强下肢肌肉力量，以缓解足跟痛的症状。

主治： 坐骨神经痛、踝关节扭伤、下肢瘫痪、膝关节炎等病症。

定位： 位于足部外踝后方，当外踝尖与跟腱之间的凹陷处。

按摩方法： 用拇指指腹按揉昆仑穴100~200次，力度适中。

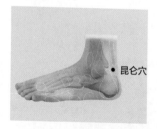

• 昆仑穴

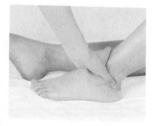

配伍治病

昆仑配风池、后溪，主治头痛、惊痫。
昆仑配风市、阳陵泉，主治下肢痿痹。

仆参穴

濡养筋脉，强壮腰膝

仆参穴是足太阳膀胱经的腧穴。足跟是人体负重的主要部位，经常按摩仆参穴，可以有效地缓解因长时间站立、走路引起的足跟痛或小腿疼痛。

主治： 下肢痿痹、足跟痛、脚气、踝关节炎、腰痛、癫痫等病症。

定位： 位于足部外侧，外踝后下方，昆仑直下，跟骨外侧，赤白肉际处。

按摩方法： 用拇指指腹压揉仆参穴2~3分钟，有痛感为宜。

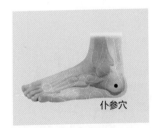

仆参穴

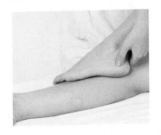

配伍治病

仆参配阳陵泉、承山，主治足跟痛。

仆参配人中、十宣，主治癫痫、晕厥。

申脉穴

清热安神，利腰膝

申脉穴属足太阳膀胱经，是体贴身寒多病者的纯阳大穴。体虚身寒、阳气虚衰者腰腿部易发疾患，重者萎弱瘫痪。经常刺激申脉穴能补益阳气，改善形寒肢冷、瘫痪痿痹的症状。

主治： 头痛、眩晕、目赤肿痛、失眠、下肢麻木、转侧不利、瘫痪等病症。

定位： 位于足外侧部，外踝直下方凹陷中。

按摩方法： 用拇指按揉申脉穴100～200次，力度适中，以局部有酸胀感为宜。

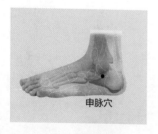

申脉穴

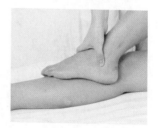

配伍治病

申脉配阳陵泉、足三里，有舒筋活络的作用，主治下肢痿痹。

金门穴

舒筋活络，宁神熄风

金门穴是足太阳膀胱经的腧穴，其意为熄风利水之门户，对风邪病症有效。经常刺激此穴，有安神志，舒筋脉的作用，可有效地缓解风邪病症。

主治： 癫痫、小儿惊风、头痛、腰痛、下肢痿痹、外踝痛、踝扭伤等病症。

定位： 位于足背外侧，当外踝前缘直下，骰骨下缘凹陷处。

按摩方法： 将拇指指尖置于金门穴上掐揉3~5分钟，以局部有酸胀感为宜。

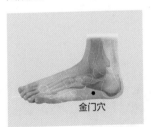

金门穴

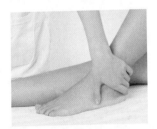

配伍治病

金门配太阳、合谷，可治头痛。

金门配跗阳、委中、环跳，可提高痛阈，麻醉止痛。

京骨穴

舒筋活络，散风清热

京骨穴是足太阳膀胱经的腧穴。《太平圣惠方》曰："善惊悸，不欲食，腿膝胫瘘。"此穴有舒筋活络，宁神清脑之功。长期按摩此穴，还能有效地缓解头面部疾病。

主治： 头痛、脑膜炎、项强、目翳、腰腿痛、疟疾、癫痫等病症。

定位： 位于足背外侧，第5跖骨粗隆下方，赤白肉际处。

按摩方法： 将拇指指尖置于京骨穴上掐揉200次，以局部有酸胀感为宜。

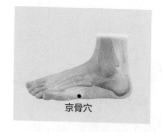

京骨穴

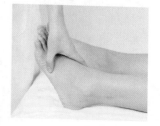

配伍治病

京骨配风池、天柱穴，主治头痛、眩晕、项强等病症。

束骨穴

散风清热，清利头目

束骨穴是足太阳膀胱经的腧穴，足小趾第5本节有"束"之象，故穴名束骨。《循经考穴编》曰："主本节肿疼，足心发热。"此穴能治肢节疼痛诸病。

主治： 结膜炎、头痛、目眩、耳聋、项强、腰腿痛等病症。

定位： 位于足外侧，足小趾本节的后方下缘，赤白肉际处。

按摩方法： 将拇指指尖置于束骨穴上掐揉200次，以局部有酸胀感为宜。

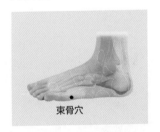

束骨穴

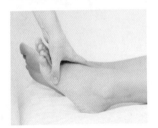

配伍治病

束骨配殷门、昆仑，主治腰痛、坐骨神经痛。束骨配百会、肝俞，主治头痛、目眩。

足通谷穴

舒筋活络，散风清热

足通谷穴在足部本节前凹陷处，脉气由此通过，故名足通谷。足通谷穴可除结积留饮、胸满食不化，为足部通胀消谷之穴。每天按一按，揉一揉，还可以缓解头、面部疾病。

主治：头痛、项强、目眩、鼻出血、腹胀、癫痫等病症。

定位：位于足外侧，第5跖趾关节的前缘，赤白肉际处。

按摩方法：用拇指指腹按揉足通谷穴100～200次，做环状运动。

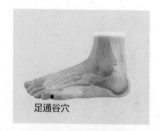

足通谷穴

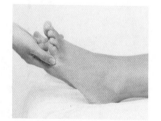

配伍治病

足通谷配上星、内庭，主治鼻出血。
足通谷配章门、丰隆，主治癫痫。

涌泉穴

平肝熄风，滋阴益肾

涌泉穴是足少阴肾经的常用腧穴之一，为肾经之井穴，急救穴之一。正确刺激此穴可治百病，使人体精力充沛，对各类亚健康状况的缓解有较大的帮助。

主治： 头顶痛、头晕、眼花、咽喉痛、舌干、小便不利、便秘、足心热、晕厥、休克等病症。

定位： 位于足底第2、第3趾趾缝纹头端与足跟连线的前1/3与后2/3交点上。

按摩方法： 用拇指从足跟向足尖方向涌泉穴处，前后反复地推搓1~3分钟。

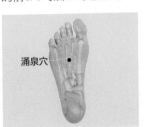

涌泉穴

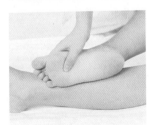

配伍治病

涌泉配百会、水沟（人中），主治昏厥、癫痫。
涌泉配四神聪、神门，主治头晕、失眠、昏厥、癫痫、休克等。

腿部辅助穴位

足三里穴

生发胃气，燥化脾湿

足三里穴是胃经的主要穴位之一，为胃经之合穴。中医有"合治内腑"之说，凡六腑之病皆可用之。足三里穴是所有穴位中最具养生保健价值的穴位之一，经常按摩此穴，对于抗衰老、延年益寿大有裨益。

主治： 消化不良、呕吐、恶心、呃逆、急性胃炎、慢性胃炎、胃痉挛、胃下垂、腹胀、肠鸣等病症。

定位： 位于小腿前外侧，当犊鼻下3寸，距胫骨前缘1横指（中指）。

按摩方法： 用手指指腹推按1~3分钟，以局部有酸胀感为宜。

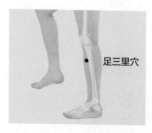

足三里穴

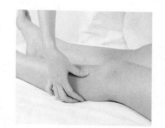

配伍治病

足三里配曲池、丰隆、三阴交，主治头晕。
足三里配梁丘、期门、肩井，主治乳痛。
足三里配中脘、内关，主治胃脘痛。

三阴交穴

健脾利湿，补益肝肾

三阴交穴属足太阴脾经，十总穴之一。平时常按三阴交穴，可以治疗全身多种不适及病症，尤其对妇科病症有良好的治疗效果。此穴亦有安神之效，可帮助改善睡眠，是女性永葆青春的首选穴位。

主治： 月经不调、痛经、赤白带下、腹痛、泄泻、水肿、疝气等病症。

定位： 位于小腿内侧，当足内踝尖上3寸，胫骨内侧缘后方。

按摩方法： 用拇指指腹按揉三阴交穴100～200次，有酸胀感为宜。

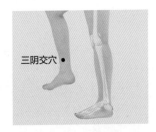

三阴交穴 •

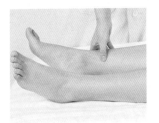

配伍治病

三阴交配天枢、合谷，主治小儿急性肠炎。

三阴交配阴陵泉、膀胱俞，主治癃闭。

三阴交配中极、行间，主治月经不调。

丰隆穴

健脾祛湿，化痰

丰隆穴属足阳明胃经，为胃经之"络"穴，络于脾脏。高脂血症是由脂肪代谢或运转失常所致，如高胆固醇血症、高甘油三酯（又称三酰甘油）血症等。刺激此穴能改善脾脏功能，调理人体的津液输布，使水有所化，痰无所聚，达到降脂的作用。

主治： 咳嗽、痰多、胸闷等病症。

定位： 位于小腿前外侧，当外踝尖上8寸，条口外，距胫骨前缘2横指。

按摩方法： 用拇指指腹点按丰隆穴3～5分钟。

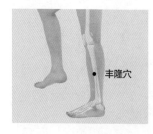

丰隆穴

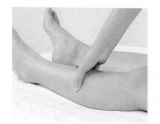

配伍治病

丰隆配冲阳，主治狂妄行走。
丰隆配肺俞、尺泽，主治咳嗽、哮喘。
丰隆配照海、陶道，主治癫痫。

阴陵泉穴

清脾理热，宣泄水液

阴陵泉穴属足太阴脾经，为脾经之合穴，此穴有调节脾肾的功能。脾主运化水湿，肾为水脏，主津液，它们在调节体内水液平衡方面起到极为重要的作用。脾肾虚弱，则水液疏泄无力，滞留体内，易引起水肿。刺激本穴可健脾肾，利水湿。

主治： 各种脾胃病、小便不利、痛经、月经不调、水肿等病症。

定位： 位于小腿内侧，胫骨内侧髁下方与胫骨内侧缘之间的凹陷处。

按摩方法： 每天用拇指按揉阴陵泉穴100～200次，病症消除即可。

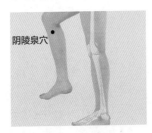

阴陵泉穴

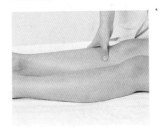

配伍治病

阴陵泉配水分，主治水肿。
阴陵泉配三阴交、日月、至阳、胆俞、阳纲等穴，主治黄疸。

阳陵泉穴

疏肝解郁，强健腰膝

阳陵泉穴是足少阳胆经的常用穴之一，八会穴之筋会，是筋气聚会之处。刺激此穴可疏肝利胆，舒筋活络，可治疗腰腿痛、胆囊炎、膝关节炎、坐骨神经痛等病症，帮助患者从病痛中解脱出来，恢复腰膝强健的状态。

主治： 下肢痿痹、膝关节炎、小儿惊风、半身不遂等病症。

定位： 位于小腿外侧，当腓骨小头前下方的凹陷中。

按摩方法： 每天用拇指指腹按揉阳陵泉穴3~5分钟，病症逐渐消除即可。

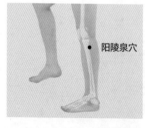

● 阳陵泉穴

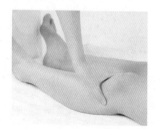

配伍治病

阳陵泉配环跳、风市、委中、悬钟等穴，主治半身不遂、下肢痿痹。

阳陵泉配阴陵泉、中脘，主治胁肋痛。

复溜穴

补肾益气，利水通淋

复溜穴属足少阴肾经，为肾经之经穴，是调节肾经的"杠杆药"，有补肾滋阴，利水消肿的作用，专治水液代谢失常疾病。患有神经衰弱，或者疲劳时脚肿胀者，按摩复溜穴，整个过程非常简单而且有效。

主治： 水肿、腹胀、腹泻、盗汗、淋证、踝关节痛等病症。

定位： 位于小腿内侧，太溪直上2寸，跟腱的前方。

按摩方法： 用拇指按揉复溜穴100~200次。

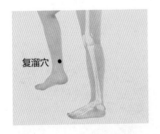

复溜穴

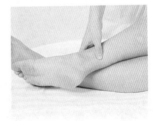

配伍治病

复溜配合谷，主治多汗、无汗或少汗。
复溜配肝俞、脾俞，主治泄泻、水肿。

跗阳穴

舒筋活络，退热祛风

跗即足背，阳为阴之对，上为阳，此穴在小腿外侧足背上方，故名跗阳。此穴属足太阳膀胱经，《循经考穴编》称此穴"主瘫痪痿痹"，有舒筋活络之效。经常刺激跗阳穴，可以缓解下肢疼痛。

主治：头痛、腰腿疼痛、下肢疼痛、下肢痿痹等病症。

定位：位于小腿后面，外踝后，昆仑直上3寸。

按摩方法：用拇指按揉跗阳穴100～200次。

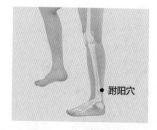

• 跗阳穴

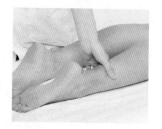

配伍治病

跗阳配环跳、委中，主治下肢痿痹。

交信穴

益肾调经，调理二便

交信穴属足少阴肾经，是阴跷脉的郄穴。交信穴主治肝肾、少腹及足少阴肾经所过部位的疾患。《备急千金要方》中道："主泄痢赤白漏血，又主气淋。"

主治： 月经不调、阴痒、阴挺、崩漏、淋证、赤白痢等病症。

定位： 位于小腿内侧，当太溪直上2寸，复溜前0.5寸，胫骨内侧缘的后方。

按摩方法： 用拇指按揉交信穴100~200次。

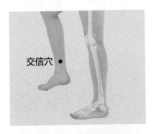

交信穴 •

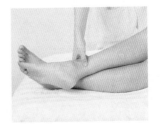

配伍治病

交信配百会、关元，主治子宫脱垂、崩漏。
交信配水道、地机，主治月经不调、带下病。

蠡沟穴

疏肝理气，调经止带

蠡沟穴属足厥阴肝经，是足厥阴肝经的络穴，主治肝肾病症、少腹病症和前阴病症等。《类经图翼》里就有写："主治疝痛，小腹满痛，癃闭脐下积气如石。"

主治：下肢痹痛、月经不调、崩漏、带下异常、疝气等病症。

定位：位于小腿内侧，当足内踝尖上5寸，胫骨内侧面的中央。

按摩方法：用拇指指尖用力掐按蠡沟穴3~5次，有刺痛感为宜。

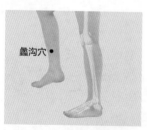

蠡沟穴●

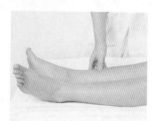

配伍治病

蠡沟配中都、地机、中极、三阴交，防治月经不调、带下异常、睾丸炎。
蠡沟配大敦、气冲，防治阴肿、赤白带下。

按足离不开反射区，足部反射区知多少

PART 3

中医学指出，由于人体的特殊结构，
人体各个器官的神经都会延至足部，
当人体的某个器官组织出现异常时，
足部反射区就会有结晶沉积成为痛点，
当刺激这些痛点时即可快速排出沉积
在组织周围的毒素和废物，
足部的反射区具体有哪些，您又了解多少呢？
阅读本章，您将会找到答案。

① 大脑反射区：
位于双足拇趾趾腹全部。

② 额窦反射区：
位于10个足趾的趾端约1厘
米范围内。

③ 垂体反射区：
位于双足拇趾趾腹中央隆起
部位，在脑反射区深处。

④ 小脑及脑干反射区：
位于双足拇趾根部外侧靠近第2节
趾骨处。

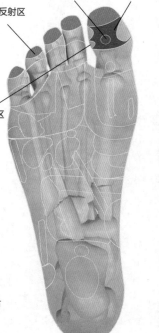

垂体反射区　大脑反射区

额窦反射区

小脑及脑干反射区

足趾反射区	主治疾病
① 大脑反射区	**功效：**清热解表，醒神开窍。 **主治：**脑血栓、头晕、头痛、神经衰弱。 **足疗诊病：**按摩此反射区，若有胀气感，多见于感冒、失眠、头痛等症状；若有颗粒结节感，多见于长期脑血管病。
② 额窦反射区	**功效：**开窍聪耳，泄热活络。 **主治：**中风，头痛，眼、耳、口腔、鼻五官疾病。 **足疗诊病：**按摩此反射区时，若有胀气感并感觉有疼痛感，多见于感冒、头痛、头晕、神经衰弱等病症。
③垂体反射区	**功效：**调经统血。 **主治：**各种腺体功能失调及围绝经期综合征。 **足疗诊病：**按摩此反射区，若有颗粒结节感，表示生长功能发生变化，应及早检查；若此处有凹陷，多见于内分泌失调。
④小脑及脑干反射区	**功效：**清热散风，止痛利关节。 **主治：**高血压、脑震荡、肌腱关节疾病。 **足疗诊病：**按摩此反射区，若有颗粒结节感，可见于运动神经损伤，脑震荡后遗症；若有胀气感，多见于痴呆症早期。

足趾反射区

⑤ 鼻反射区：
位于双足拇趾趾腹内侧延伸至拇趾趾甲的根部，第1趾间关节前。

⑥ 三叉神经反射区：
位于双足拇趾近第2趾的外侧约45°角，在小脑反射区的前方。

⑦ 颈项反射区：
位于双足拇趾根部横纹处。

⑧ 眼反射区：
位于双足第2趾和第3趾中部与根部，包括足底和足背两处。

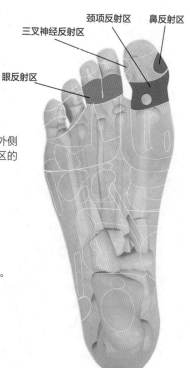

三叉神经反射区　颈项反射区　鼻反射区

眼反射区

足趾反射区	主治疾病
⑤鼻 反射区	**功效：** 通利鼻窍。 **主治：** 鼻塞、鼻炎、上呼吸道感染。 **足疗诊病：** 按摩此反射区，若有胀气感，多见于感冒、鼻炎等病症；若有颗粒结节感，多见于慢性鼻炎、萎缩性鼻炎。
⑥三叉神经 反射区	**功效：** 祛风止痛，舒筋活络。 **主治：** 面神经麻痹、感冒、失眠。 **足疗诊病：** 按摩此反射区，若有胀气感或颗粒结节感，表示可能患有牙痛、感冒、偏头痛或面神经麻痹等病症。
⑦颈项 反射区	**功效：** 醒脑止痛，舒筋活络。 **主治：** 颈项酸痛、头晕、落枕、高血压。 **足疗诊病：** 按摩此反射区，若有胀气感，多见于落枕、颈项酸痛；若有颗粒结节感，多见于颈椎骨质增生。
⑧眼反射区	**功效：** 清头明目，舒筋活络。 **主治：** 结膜炎、近视、远视、白内障。 **足疗诊病：** 按摩此反射区，若有粗糙感，表示患有视觉疲劳；若有胀气感，多见于眼睛功能异常；若有颗粒结节感，多见于白内障、青光眼。

⑨耳反射区：
位于双足第4趾与第5趾中部和
根部，包括足底和足背两处。

口腔、舌反射区

耳反射区

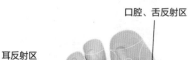

⑩口腔、舌反射区：
位于双足拇趾第1节底部内
缘，靠第1关节下方，在血压
点反射区的内侧。

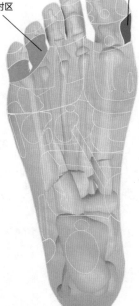

足趾反射区	主治疾病
⑨耳反射区	**功效：**醒脑聪耳。 **主治：**耳鸣、中耳炎、耳聋。 **足疗诊病：**按摩此反射区，若有粗糙感，多见于耳鸣、重听；若有胀气感，多见于感冒、耳鸣、外耳道湿疹等；若有颗粒结节感，多见于中耳炎。
⑩口腔、舌反射区	**功效：**活血通络，消炎止痛。 **主治：**口腔溃疡、味觉异常、牙痛。 **足疗诊病：**按摩此反射区，若有胀气感，多见于口腔溃疡、味觉异常；若有颗粒结节感，多见于牙痛、颊痛。

足底反射区

① 腹腔神经丛反射区：
位于双足足底第2至第4跖骨处，肾反射区周围的椭圆区域。

② 肾上腺反射区：
位于双足足底部，第2、第3跖骨间，距离跖骨头近心端一拇指宽处。

③ 肾反射区：
位于双足足底部，第2跖骨与第3跖骨间，近跖骨底处，蜷足时中央凹陷处。

④ 输尿管反射区：
位于双足底自肾脏反射区斜向内后方至足舟状骨内下方，约3.3厘米长，呈弧形带状区域。

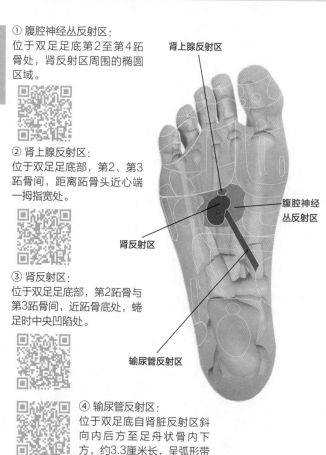

肾上腺反射区

腹腔神经丛反射区

肾反射区

输尿管反射区

足底反射区	主治疾病
①腹腔神经丛反射区	**功效：** 调经统血，健脾回阳。 **主治：** 胃痉挛、腹胀、胸闷、腰酸背痛。 **足疗诊病：** 按摩此反射区，如果皮下有颗粒结节感，多见于严重消化不良、贫血、免疫力低下者以及肾脏疾病患者。
②肾上腺反射区	**功效：** 祛风，消炎。 **主治：** 各种炎症、哮喘、心律不齐、风湿症、高血压、过敏等病症。 **足疗诊病：** 此反射区一般不用作诊断，主要用于治疗病症。
③肾反射区	**功效：** 补肾强腰，通利二便。 **主治：** 肾炎、肾结石、腰痛、高血压。 **足疗诊病：** 按摩此反射区，若有胀气感，多见于肾虚、尿频、尿急等；若皮下有颗粒结节感，多见于肾炎、肾结石、泌尿系统感染等病症。
④输尿管反射区	**功效：** 清利三焦，通便利腑。 **主治：** 输尿管炎、高血压、动脉硬化、泌尿系统感染。 **足疗诊病：** 此反射区不作诊断，主要用于治疗病症。

⑤ 膀胱反射区：
位于双足脚掌底面与脚掌内侧交界处，足跟前方。

⑥ 股部反射区：
位于双足足底外缘结节，后连臀部反射区，上接骰骨与第5跖骨连接处的带状区域。

⑦ 臀部反射区：
位于双足足底跟骨结节外缘区域，连接股部反射区。

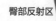

上臂反射区

膀胱反射区

股部反射区

臀部反射区

⑧ 上臂反射区：
位于双足足底外缘腋窝反射区的下方，第5跖骨外侧的带状形区域。

足底反射区	主治疾病
⑤膀胱 反射区	**功效：** 活血通络，消炎止痛。 **主治：** 泌尿系统疾病及膀胱疾病。 **足疗诊病：** 按摩此反射区，若有敏感的压痛感，多见于痔疮、肛裂等病症，也有可能是膀胱异常。
⑥股部 反射区	**功效：** 舒筋健骨。 **主治：** 腿脚屈伸不利、膝腿痿痹。 **足疗诊病：** 按摩此反射区，若摸到皮下有颗粒结节感，多见于腿脚屈伸不利。
⑦臀部 反射区	**功效：** 祛风通络。 **主治：** 腰痛、膝冷、痿痹。 **足疗诊病：** 按摩此反射区，若摸到皮下有颗粒结节感，多见于臀部软组织损伤、腰椎间盘突出等病症。
⑧上臂 反射区	**功效：** 理气通络。 **主治：** 手臂酸痛、手麻、网球肘。 **足疗诊病：** 按摩此反射区，若有颗粒结节感，多见于颈肩综合征。

⑨ 甲状旁腺反射区：
位于双足第1跖趾关节内侧前
方的凹陷处。

⑩ 甲状腺反射区：
位于双足足底第1跖骨与第2跖骨
间前半部，并转而横跨第1跖骨中
部，呈"L"形带状区域。

⑪ 斜方肌反射区：
位于双足底眼反射区、耳反
射区的近心端，呈1横指宽的
带状区。

⑫ 肺及支气管反射区：
位于双足斜方肌反射区的近心端，自甲
状腺反射区向外到肩反射区处约1横指
宽的带状区。支气管敏感带自肺及支气
管反射区中部向第3趾延伸。

甲状旁腺反射区

甲状腺反射区

斜方肌反射区

肺及支气管反射区

足底反射区	主治疾病
⑨甲状旁腺反射区	**功效：** 清热熄风，醒神开窍。 **主治：** 过敏、失眠、呕吐、癫痫发作。 **足疗诊病：** 按摩此反射区，若有颗粒结节感，表示钙磷代谢出现失调，多见于骨质疏松、癫痫等病症。
⑩ 甲状腺反射区	**功效：** 清心安神，通经活络。 **主治：** 甲状腺功能亢进、甲状腺功能低下、甲状腺炎、失眠。 **足疗诊病：** 按摩此反射区，若有胀气感，多见于心律失常；若有颗粒结节感，多见于甲状腺肥大、甲状腺功能低下等。
⑪斜方肌反射区	**功效：** 舒筋活络。 **主治：** 肩周炎、颈肩背部疼痛、落枕。 **足疗诊病：** 按摩此反射区，若有胀气感，多见于颈肩背部疼痛、颈椎病等；若有颗粒结节感，多见于落枕、肩周炎等病症。
⑫肺及支气管反射区	**功效：** 散风活络，止咳化痰。 **主治：** 肺炎、支气管炎、肺气肿、胸闷。 **足疗诊病：** 按摩此反射区，若双足均有胀气感，表示肺部出现了不适，若仅发生在左脚，则多见于咳嗽、上呼吸道感染等。

⑬ 胆囊反射区：
位于右足足底第3、第4跖骨中段之间，在肝反射区的内下方。

⑭ 肝反射区：
位于右足足底第4跖骨与第5跖骨前段之间。

⑮ 胃反射区：
位于双足足底第1跖骨中部，甲状腺反射区下约一横指宽。

肝反射区

胆囊反射区

胃反射区

胰腺反射区

⑯ 胰腺反射区：
位于双足足底第1跖骨体中下段，胃反射区与十二指肠反射区之间靠内侧。

足底反射区	主治疾病
⑬胆囊 反射区	**功效：** 疏肝利胆，降逆和胃。 **主治：** 胆结石、便秘、食欲不振。 **足疗诊病：** 按摩此反射区，若有颗粒结节感，多见于胆囊炎、胆结石等；若有线条样感觉，多见于胆囊息肉。
⑭肝反射区	**功效：** 养肝明目。 **主治：** 肝炎、肝硬化、食欲不振、眼病。 **足疗诊病：** 按摩此反射区，若有胀气感，多见于消化不良；若有颗粒结节感，多见于肝炎；若摸到有块状物，多见于肝硬化。
⑮胃反射区	**功效：** 理气和胃，通经活络。 **主治：** 胃痛、胃胀、恶心、急慢性胃炎。 **足疗诊病：** 按摩此反射区，若有胀气感，多见于消化不良、打嗝、恶心；若有颗粒结节感，多见于胃炎、胃溃疡等；若有块状物，多见于胃结石、胃胀。
⑯胰腺 反射区	**功效：** 生发胃气，燥化脾湿。 **主治：** 消化不良、胰腺炎、糖尿病。 **足疗诊病：** 按摩此反射区，若有较大而硬的块状物，表示胰脏功能异常，多见于糖尿病、消化不良、胰腺炎等病症。

足底反射区

⑰ 升结肠反射区：
位于右足足底，从跟骨前缘沿骰骨外侧至第5跖骨底部，在小肠反射区的外侧，与足外侧平行的带状区域。

⑱ 小肠反射区：
位于双足足底中部凹入区域，被升结肠、横结肠、降结肠、乙状结肠及直肠等反射区所包围。

⑲ 十二指肠反射区：
位于双足足底第1跖骨底处，胰腺反射区的后外方。

⑳ 盲肠及阑尾反射区：
位于右足足底跟骨前缘靠近外侧，与小肠及升结肠反射区连接。

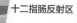

十二指肠反射区

小肠反射区

升结肠反射区

盲肠及阑尾反射区

足底反射区	主治疾病
⑰升结肠反射区	**功效：** 调肠胃，消积滞。 **主治：** 腹胀、腹泻、腹痛、便秘。 **足疗诊病：** 按摩此反射区，若出现软的小块状，多见于儿童肠寄生虫病症。
⑱小肠反射区	**功效：** 清胃泻火，理气止痛。 **主治：** 急慢性肠炎、食欲不振、腹胀。 **足疗诊病：** 按摩此反射区，若有胀气感，多见于消化不良、腹胀等；若有颗粒结节感，多见于伤寒症；若有块状物，多见于免疫功能低下、泌尿系统的疾患。
⑲十二指肠反射区	**功效：** 和胃行水，理气止痛。 **主治：** 消化不良、食欲不振、腹胀。 **足疗诊病：** 此反射区不作诊断，主要用于治疗病症。长期按摩此反射区，可以理气止痛，养气和胃。
⑳盲肠及阑尾反射区	**功效：** 清热和胃，消炎止痛。 **主治：** 腹胀、腹泻、阑尾炎。 **足疗诊病：** 按摩此反射区，若肌肉组织较软表示可能经常出现腹胀；若组织较硬，则表示可能患有慢性阑尾炎。

㉑ 心反射区：
位于左足足底第4跖骨与第5跖骨前段之间，在肺及支气管反射区后方。

㉒ 脾反射区：
位于左足足底第4、第5跖骨之间，距心反射区下方约1横指处。

㉓ 横结肠反射区：
位于双足足底第1至第5跖骨底部与第1至第3楔骨、骰骨交界处，横越足底中部的带状区。

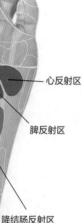

心反射区

脾反射区

横结肠反射区

降结肠反射区

㉔ 降结肠反射区：
位于左足足底中部第5跖骨底沿骰骨外缘至跟骨前缘，与足外侧平行的带状区域。

足底反射区	主治疾病
㉑心反射区	**功效：** 理气止痛，强心通脉。 **主治：** 心绞痛、胸闷、高血压、低血压。 **足疗诊病：** 按摩此反射区，若有胀气感，多见于心律不齐；若有颗粒结节感，表示心脏可能出现器质性病变；触摸时若有索样反应，多见于动脉硬化、高血压。
㉒脾反射区	**功效：** 助阳健脾，调理肠道。 **主治：** 消化不良、食欲不振、贫血。 **足疗诊病：** 按摩此反射区，若感觉有较多颗粒，则表示有严重的消化不良、贫血等问题，有时也可能是结肠出现问题。
㉓横结肠反射区	**功效：** 调理肠胃，利水消肿。 **主治：** 腹胀、腹泻、便秘、肠炎。 **足疗诊病：** 此反射区内不易出现异常，一般不作为诊断，主要用于治疗。
㉔降结肠反射区	**功效：** 调肠胃，固肾气。 **主治：** 腹胀、腹泻、便秘、肠炎。 **足疗诊病：** 按摩此反射区，若有颗粒结节感，多见于便秘、肠炎、慢性痢疾；若有块状物，则表示有习惯性便秘。

足底反射区

㉕ 乙状结肠及直肠反射区：
位于左足足底跟骨前缘呈一
横带状区域。

㉖ 肛门反射区：
位于左足足底跟骨前缘，乙状
结肠及直肠反射区的末端。

㉗ 生殖腺反射区：
位于双足足底跟骨中央处。

㉘ 失眠点反射区：
位于双足足底跟骨中央的前
方，生殖腺反射区上方。

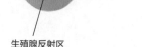

乙状结肠及直肠反射区

肛门反射区

失眠点反射区

生殖腺反射区

足底反射区	主治疾病
㉕乙状结肠及直肠反射区	**功效：**理气和胃，通经活络。 **主治：**腹胀、腹泻、便秘、肠炎。 **足疗诊病：**按摩此反射区，若有颗粒结节感，多见于便秘、肠炎、慢性痢疾；若有块状物，则表示有习惯性便秘。
㉖肛门反射区	**功效：**解痉止痛，调畅通淋。 **主治：**便秘、便血、脱肛、痔疮。 **足疗诊病：**此反射区不作诊断，主要用于治疗。长期按摩此反射区，能和胃通便，起到提肛的作用。
㉗生殖腺反射区	**功效：**清热利湿，益肾固带。 **主治：**性功能低下、不孕不育、月经不调。 **足疗诊病：**按摩此反射区，可摸到颗粒状，大而固定，一般是跟骨骨刺，中老年人易出现此症状，经踩压老化后疼痛感会消失，但是颗粒状不会消失。
㉘失眠点反射区	**功效：**安神止痛。 **主治：**失眠、多梦、头晕、头痛。 **足疗诊病：**此反射区一般不作诊断，主要用于治疗。长期按摩此反射区，可养心安神，并可缓解失眠多梦的症状。

足侧反射区

① 腹股沟反射区：
位于双足内踝尖上方2横指，胫骨内侧凹陷处。

② 胸椎反射区：
位于双足足弓内侧缘第1跖骨头下方到第1楔骨前。

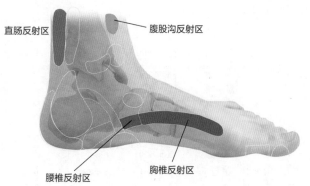

直肠反射区

腹股沟反射区

腰椎反射区

胸椎反射区

③ 腰椎反射区：
位于双足足弓内侧缘，第1楔骨至舟骨，前接胸椎反射区，后连骶骨反射区。

④ 直肠反射区：
位于双足胫骨内侧后方，趾长屈肌腱间，从踝骨后方向上延伸四横指的一带状区域。

足侧反射区	主治疾病
①腹股沟反射区	**功效：** 固肾滋阴。 **主治：** 性功能低下、疝气、小腹胀痛。 **足疗诊病：** 此反射区在骨头表面，非常敏感，疼痛不能作为诊断依据。按摩此反射区若有颗粒结节感，则表示可能患有下肢感染。
②胸椎反射区	**功效：** 理气散结。 **主治：** 胸椎间盘突出、胸闷、胸痛。 **足疗诊病：** 此反射区一般不作诊断，主要用于治疗。长期按摩此反射区，可宽胸理气，通经活络。
③腰椎反射区	**功效：** 强筋健骨，益肾助阳。 **主治：** 腰背酸痛、腰肌劳损、腰椎间盘突出、腰脊强痛。 **足疗诊病：** 按摩此反射区若有胀气感，多见于腰部受风寒、腰酸背痛；若有颗粒结节感，多见于腰肌劳损、腰椎间盘突出。
④直肠反射区	**功效：** 通调肠气。 **主治：** 便秘、脱肛、痔疮、肠炎。 **足疗诊病：** 按摩此反射区若有颗粒结节感，多见于便秘、肠炎、慢性痢疾；若有块状物，则表示有习惯性便秘。

⑤ 颈椎反射区：
位于双足弓内侧，拇趾第2趾骨远端内侧1/2处。

⑥ 尿道、阴道反射区：
位于双足足跟内侧，自膀胱反射区向上斜穿子宫反射区的一条带状反射区。

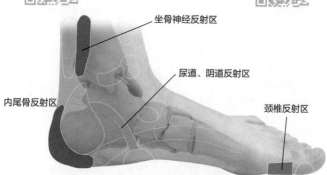

坐骨神经反射区

尿道、阴道反射区

内尾骨反射区

颈椎反射区

⑦ 坐骨神经反射区：
位于双腿内踝关节后上方起，沿胫骨后缘上行至胫骨内侧下及双腿外踝前缘沿腓骨前侧上至腓骨小头处。

⑧ 内尾骨反射区：
位于内尾骨反射区位于双足跟内侧，沿跟骨结节向后内侧呈"L"形区域。

足侧反射区	主治疾病
⑤颈椎反射区	**功效：**理气活血。 **主治：**颈项僵硬、头晕、头痛、落枕。 **足疗诊病：**此反射区一般不作诊断，主要用于治疗。长期按摩此反射区，可理气活血，通经活络。
⑥尿道、阴道反射区	**功效：**益气固肾，消炎利尿。 **主治：**阴道炎、白带异常、尿路感染。 **足疗诊病：**若在尿道、尾骨、骶椎、子宫、前列腺和膀胱等反射区的交汇处有明显凸起，表示男性可能有肾虚，女性可能有盆腔炎。
⑦坐骨神经反射区	**功效：**理气止痛，舒筋活络。 **主治：**坐骨神经痛、脚抽筋、腿脚麻木。 **足疗诊病：**按摩此反射区，若有块状或颗粒出现在下1/2部位，多见于脚抽筋、腿脚麻木；若出现在上1/2处，则表示肝、胆、胃、胰出现异常。
⑧内尾骨反射区	**功效：**祛风舒筋。 **主治：**坐骨神经痛、尾骨受伤后遗症。 **足疗诊病：**按摩此反射区在拐弯处有颗粒状，属于正常状况；其他部位若有颗粒结节感，则多见于尾骨损伤、骨折。

足侧反射区

⑨ 髋关节反射区：
位于双足内踝下缘及外踝下
缘，呈弧形区域。

⑩ 下腹部反射区：
位于双小腿腓骨外侧后方，
自足踝骨后方向上延伸4横指
的带状区域。

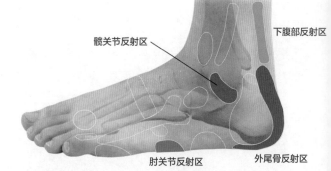

髋关节反射区

下腹部反射区

肘关节反射区

外尾骨反射区

⑪ 外尾骨反射区：
位于双足外侧，沿跟骨结节
向后方外侧的一带状区域。

⑫ 肘关节反射区：
位于双足外侧第5跖骨粗隆凸
起的前后两侧。

足侧反射区	主治疾病
⑨髋关节 反射区	**功效：** 通经止痛。 **主治：** 坐骨神经痛、腰背痛。 **足疗诊病：** 按摩此反射区若有颗粒结节感，多见于坐骨神经痛、腰背痛。
⑩下腹部 反射区	**功效：** 调经止痛。 **主治：** 月经不调、痛经、腹胀。 **足疗诊病：** 按摩此反射区若触摸到大而软的块状，女性多见于痛经、月经不调等症状，男性则多见于肛门、直肠疾患。
⑪外尾骨 反射区	**功效：** 祛风舒筋。 **主治：** 坐骨神经痛、尾骨受伤后遗症。 **足疗诊病：** 按摩此反射区在拐弯处有颗粒状，属于正常状况；其他部位若有颗粒结节感，则多见于尾骨损伤、骨折。
⑫肘关节 反射区	**功效：** 熄风解痉，活络通窍。 **主治：** 网球肘、肱骨内上髁炎、手臂麻木。 **足疗诊病：** 按摩此反射区若有颗粒结节感，多见于肘关节损伤、网球肘等病症。

⑬ 膝关节反射区：
位于双足外侧骰骨与跟骨前缘所形成的凹陷处。

⑭ 肩关节反射区：
位于双足足底外侧，小趾骨与跖骨关节处，以及足背小趾骨外缘与凸起趾骨、跖骨关节处。

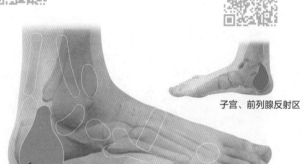

子宫、前列腺反射区

睾丸、卵巢反射区　　　肩关节反射区　　　　膝关节反射区

⑮ 睾丸、卵巢反射区：
位于跟骨外侧，踝骨后下方的直角三角形区域。

⑯ 子宫、前列腺反射区：
位于双足足跟骨内侧内踝后下方的类似三角形区域。

足侧反射区	主治疾病
⑬膝关节反射区	**功效：** 清利湿热，通调下焦。 **主治：** 膝关节炎、半月板损伤、下肢屈伸不利。 **足疗诊病：** 按摩此反射区在靠近跟骨处出现颗粒结节感，多见于膝关节炎、韧带损伤、下肢屈伸不利。
⑭肩关节反射区	**功效：** 舒筋活络，祛风止痛。 **主治：** 肩周炎、手臂酸痛、肩部损伤。 **足疗诊病：** 按摩此反射区若有颗粒结节感，多见于肩周炎、手臂酸痛、肩部损伤等。
⑮睾丸、卵巢反射区	**功效：** 补肾利湿。 **主治：** 睾丸疼痛、睾丸炎、卵巢囊肿。 **足疗诊病：** 按摩此反射区若有胀气感，一般表示患有睾丸疼痛、睾丸炎等。
⑯子宫、前列腺反射区	**功效：** 益气固肾，调经止带。 **主治：** 子宫肌瘤、子宫内膜炎、前列腺炎。 **足疗诊病：** 按摩此反射区若有胀气感，一般表示患有子宫肌瘤、子宫内膜炎等病症。

① 胸（乳房）反射区：
位于双足足背第2、第3、第4
跖骨所形成的带状区域。

② 内耳迷路反射区：
位于双足足背第4跖骨和第5
跖骨骨缝的前端，止于第4、
第5跖趾关节。

③ 扁桃体反射区：
位于双足足背拇趾第2节上，
肌腱左右两边。

④ 上颌反射区：
位于双足足背拇趾趾间关节横
纹上方的一条横带状区域。

胸（乳房）反射区

扁桃体反射区

上颌反射区

内耳迷路反射区

足背反射区	主治疾病
①胸（乳房）反射区	**功效：**清心泻热，理气活络。 **主治：**胸闷、胸痛、乳腺炎、食管疾病。 **足疗诊病：**按摩此反射区时，在前半部内，若有颗粒结节感，一般表示患有肺部炎症；若有块状，多见于乳腺肿瘤；若皮肤粗糙，则表示患有胸闷、气短等病症。
②内耳迷路反射区	**功效：**清热祛火。 **主治：**头晕、耳鸣、晕动症、高血压。 **足疗诊病：**按摩此反射区触摸到明显的沟缝，短浅窄为正常，若其饱满，则多见于晕船、耳鸣、头晕等病症。
③扁桃体反射区	**功效：**熄风宁神，利咽聪耳。 **主治：**扁桃体炎、上呼吸道感染。 **足疗诊病：**此反射区一般不作诊断，主要用于治疗。长期按摩此反射区，可清热消炎。
④上颌反射区	**功效：**利咽消肿。 **主治：**颞颌关节紊乱综合征、牙周炎、口腔溃疡。 **足疗诊病：**按摩此反射区若有胀气感或颗粒结节感，常见于牙痛、牙周炎、口腔溃疡等口腔病症。

⑤ 下颌反射区：
位于双足足背拇趾趾间关节横纹后方一横带状区域。

⑧头及颈淋巴结反射区：
位于双足各趾间的趾骨根部呈"凹"字形，分布在足底、足背两处。

下身淋巴结反射区

上身淋巴结反射区

肩胛部反射区

⑥ 上身淋巴结反射区：
位于双足足背外侧踝骨前，由距骨、骰骨构成的凹陷处。

闪腰点反射区

⑨ 肩胛部反射区：
位于双足足背沿第4跖骨与第5跖骨近端1/2处。

⑦下身淋巴结反射区：
位于双足足背内侧踝骨前，由距骨、舟骨构成的凹陷处。

下颌反射区

⑩ 闪腰点反射区：
位于双足足背第2跖骨与第2楔骨关节的两侧凹陷中。

头及颈淋巴结反射区

足背反射区	主治疾病
⑤下颌反射区	**功效：**利咽消肿。 **主治：**颞颌关节紊乱综合征、牙周炎、口腔溃疡。 **足疗诊病：**按摩此反射区若有胀气感或颗粒结节感，常见于牙痛、牙周炎、口腔溃疡等口腔疾患。
⑥上身淋巴结反射区	**功效：**抗炎消肿。 **主治：**发热、炎症、囊肿、水肿。 **足疗诊病：**此反射区一般不作诊断，主要用于治疗。经常按摩此反射区，可消炎消肿，缓解各种疾病引起的炎症、水肿。
⑦下身淋巴结反射区	**功效：**消炎镇痛。 **主治：**发热、各种炎症、囊肿。 **足疗诊病：**此反射区一般不作诊断，主要用于治疗。经常按摩此反射区，可消炎消肿，缓解各种疾病引起的炎症、水肿。

足背反射区	主治疾病
⑧头及颈淋巴结反射区	**功效：** 化痰消肿，舒筋活络。 **主治：** 颈部淋巴结肿大、甲状腺肿大、牙痛、鼻炎。 **足疗诊病：** 此反射区一般不作诊断，主要用于治疗。经常按摩此反射区，能化痰消肿，舒筋活络。
⑨肩胛部反射区	**功效：** 舒筋活络，祛风止痛。 **主治：** 肩周炎、手臂酸痛、肩部损伤。 **足疗诊病：** 此反射区皮肤松软，皮下血管多，不易触及气感。按摩此反射区若有颗粒结节感，多见于背痛、肩痛、腰肌劳损等。
⑩闪腰点反射区	**功效：** 理气止痛，舒筋活络。 **主治：** 腰肌劳损、腰部损伤及疼痛。 **足疗诊病：** 按摩此反射区若有颗粒结节感，一般表示可能患有腰肌劳损。

顺时养生，足疗四季

亚健康症状

PART 4

自古民间就有"春天泡脚，升阳固脱；
夏天泡脚，暑湿可祛；秋天泡脚，肺润肠濡；
冬天泡脚，丹田温灼"的说法。
泡脚的同时，搭配按揉足部的穴位和反射区，
促进气血运行、调节内脏功能、
疏通全身经络、轻松祛除亚健康症状。

春·情绪不畅

　　春季阳气勃发，肝气也开始旺盛，如升发不及则表示肝的疏泄功能减退，出现气机不畅、气机郁结的病理变化，表现为胁肋胀痛、情志抑郁，或影响脾胃运化等症状。情绪不畅者可出现心烦意乱、四肢无力、失眠、记忆力下降等症状。

养生足浴配方

【药方】青皮60克，柴胡60克，枳壳20克。

【用法】将上述药物加清水适量，煎煮30分钟，除渣取汁，与2000毫升开水一起倒入足浴桶中，先熏蒸，待温度适宜时泡洗双足30~40分钟。

青皮

柴胡

枳壳

对症穴位按摩

治疗情绪不畅的穴位

（1）太冲穴： 位于足背侧第1跖骨间隙的后方凹陷处。

（3）涌泉穴： 位于足底部，蜷足时足前部凹陷处，足底第2、第3趾趾缝纹头端与足跟连线前1/3与后2/3交点上。

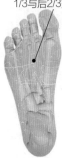

（2）大都穴： 位于足大趾内侧，第1跖趾关节前下方，赤白肉际处。

操作方法

①用拇指指腹推按太冲穴1～3分钟，先左后右。

②用拇指尖用力掐按大都穴100～200次。

③用拇指指腹反复推搓涌泉穴3分钟。

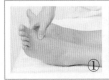

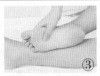

对症反射区按摩

治疗情绪不畅的反射区

（1）肝反射区：位于右足足底第4跖骨与第5跖骨前段之间。

（2）肾上腺反射区：位于双足足底部，第2、第3跖骨体之间。

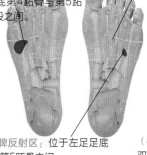

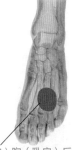

（3）脾反射区：位于左足足底第4、第5跖骨之间。

（4）胸（乳房）反射区：位于双足足背第2、第3、第4跖骨所形成的带状区域。

操作方法

①用拇指指腹按压或食指关节顶压肝反射区2~5分钟。

②用单食指叩拳法顶压或掐按肾上腺反射区2~5分钟。

③用拇指指腹按压或掐按脾反射区2~5分钟。

④用刮压法刮压胸（乳房）反射区2~5分钟。

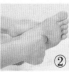

春·春困乏力

　　春季乏力多表现为手脚酸软无力、没精神、经常感到劳累，这种状态如果长期得不到缓解，可能导致心情压抑、代谢功能减退。"春困"不是病，而是人体对春天气温变化的一种适应性反应，但严重时会影响人们的学习和工作，还会出现精神萎靡、身体倦怠等症状。

养生足浴配方

【药方】白芍60克，黄芪60克，桂枝20克，鸡血藤20克，蒲公英30克，甘草10克。

【用法】将上述中药一同倒入药罐中，加水3000毫升，武火煮沸后再转文火煮30分钟，滤除药渣，将药液倒入盆中，待温度不烫皮肤时，放入双足浸泡15分钟左右。

白芍　　　　黄芪　　　　桂枝　　　　鸡血藤

对症穴位按摩

治疗春困乏力的穴位

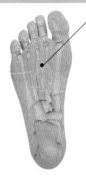

（1）涌泉穴：位于足底部，蜷足时足前部凹陷处，足底第2、第3趾趾缝纹头端与足跟连线前1/3与后2/3交点上。

（2）太溪穴：位于足内侧，内踝后方，当内踝尖与跟腱之间的凹陷处。

（3）大钟穴：位于足内侧，内踝后下方，当跟腱附着部的内侧前方凹陷处。

操作方法

①用拇指指腹反复推搓涌泉穴3分钟。

②用拇指指腹按压太溪穴100～200次。

③用拇指用力按压大钟穴100～200次。

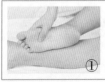

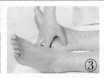

对症反射区按摩

治疗春困乏力的反射区

（4）额窦反射区：位于10个足趾的趾端约1厘米范围内。

（1）大脑反射区：位于双足拇趾趾腹全部。

（3）肝反射区：位于右足足底第4跖骨与第5跖骨前段之间。

（2）腹腔神经丛反射区：位于双足足底第2至第4跖骨体处，分布在肾反射区周围的椭圆区域。

操作方法

①用掐法掐按大脑反射区2~5分钟。

②用拇指指腹推压法推压腹腔神经丛反射区2~5分钟。

③用单食指叩拳法顶压肝反射区2~5分钟。

④用掐法掐按额窦反射区2~5分钟。

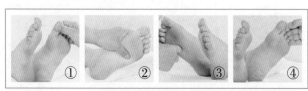

春·眼睛干涩

　　我国北方春季气候干燥、风沙大，人们常出现眼睛干涩、容易疲倦、眼痒、有异物感、痛灼热感、分泌物黏稠、怕风、畏光、对外界刺激较敏感等症状，严重者眼睛还会红肿、充血。除了注意防风沙、适当滴眼药液外，还可每天做一做眼保健操，能改善眼部血液循环，缓解眼部不适症状。

养生足浴配方

【药方】桑叶20克，菊花20克，黄柏20克，牛膝20克。

【用法】将以上中药择净置于药罐，清水浸泡30分钟，加水2000毫升煎汤，煮沸20分钟后除渣取汁，待水温适宜后浴足。每天2次，每次30分钟，每天1剂，10天为1个疗程。

桑叶

菊花

黄柏

牛膝

对症穴位按摩

治疗眼睛干涩的穴位

（1）**大都穴**：位于足大趾内侧，第1跖趾关节前下方，赤白肉际处。

（2）**地五会穴**：位于足背外侧，当足四趾本节后方，第4、第5跖骨之间，小趾伸肌腱的内侧缘。

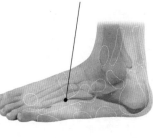

（3）**行间穴**：位于足背侧，当第1、第2趾间，趾蹼缘的后方赤白肉际处。

操作方法

①用手指指腹用力向下按压大都穴，左右各1~3分钟。

②用手指指尖掐按地五会穴2~3分钟。

③用拇指指尖掐按行间穴，以有刺痛感为宜，左右各掐按1~3分钟。

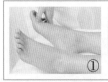

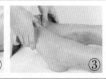

对症反射区

治疗眼睛干涩的反射区

（4）额窦反射区：位于10个足趾的趾端约1厘米范围内。

（1）眼反射区：位于双足第2、第3趾中部与根部，包括足底和足背。

（3）肾上腺反射区：位于双足足底部，第2、第3跖骨体之间。

（2）肝反射区：位于右足足底第4跖骨与第5跖骨前段之间。

操作方法

①用掐法掐按眼反射区2~5分钟。

②用单食指叩拳法顶压肝反射区2~5分钟。

③用单食指叩拳法顶压肾上腺反射区2~5分钟。

④用掐法掐按额窦反射区2~5分钟。

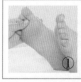
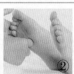

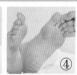

春·头晕眼花

头晕眼花是常见的人体不适症状之一，也是春季最常见的一种不适症状，主要表现为眩晕、视物不清，严重者甚至感觉天旋地转，不能站立。首先，要排除脑供血不足、高血压、贫血等造成头晕眼花的常见疾病。

养生足浴配方

【药方】夏枯草30克，钩藤20克，菊花20克，桑叶15克。

【用法】将上述中药置于药罐，加清水适量，浸泡30分钟，煮沸数分钟后，除渣取汁与2000毫升水一起倒入足浴桶中，先熏蒸，待温度适宜时泡洗双足30~40分钟。

夏枯草

钩藤

菊花

桑叶

对症穴位按摩

治疗头晕眼花的穴位

（2）中脉穴：位于足外侧部，外踝直下方凹陷中。

（3）太冲穴：位于足背侧，当第1、第2跖骨间隙的后方凹陷处。

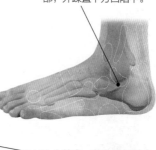

（1）大敦穴：位于足拇趾末节外侧，距趾甲角0.1寸。

操作方法

①用拇指指尖掐按大敦穴2～3分钟，以有酸痛感为宜。

②用拇指推压申脉穴100～200次，力度适中。

③用指尖掐按太冲穴1～3分钟，以有酸胀感为宜。

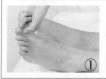
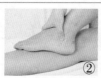
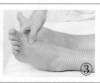

对症反射区按摩

治疗头晕眼花的反射区

（1）大脑反射区：位于双足拇趾趾腹全部。

（2）小脑及脑干反射区：位于双足拇趾根部外侧靠近第2节趾骨处。

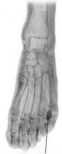

（3）颈项反射区：位于双足拇趾根部横纹处。

（4）内耳迷路反射区：位于双足足背第4跖骨和第5跖骨骨缝的前端。

操作方法

①用掐法掐按大脑反射区2～5分钟。

②用掐法掐按小脑及脑干反射区2～5分钟。

③用拇指指腹按压或掐按颈项反射区2～5分钟。

④用单食指叩拳法顶压内耳迷路反射区2～5分钟。

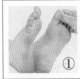 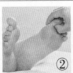 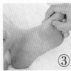 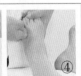

① ② ③ ④

夏·中暑

中暑，指因高温和热辐射，致使机体出现以体温调节障碍，水、电解质代谢紊乱及神经系统与循环系统障碍为主要表现的急性病症。中暑的主要症状有头痛、头晕、口渴、多汗、发热、呕吐、胸闷、四肢无力发酸，重者头痛剧烈、昏厥、昏迷、痉挛。

养生足浴配方

【药方】金银花20克，车前草20克，野菊花20克，冰片3克（后下）。

【用法】将上述中药置于药罐，加清水2000毫升，浸泡30分钟，煮沸20分钟，除渣取汁，放入冰片后静置10分钟。倒入足浴桶中，待温度适宜时泡洗双足30～40分钟。

金银花

车前草

野菊花

冰片

对症穴位按摩

治疗中暑的穴位

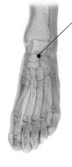

（1）解溪穴：位于小腿与足背交界处的横纹中央凹陷处，拇长伸肌腱与趾长伸肌腱之间。

（2）昆仑穴：位于外踝后方，当外踝尖与跟腱之间的凹陷处。

（3）足通谷穴：位于足外侧，第5跖趾关节的前缘，赤白肉际处。

操作方法

①用手指指腹推按解溪穴2~3分钟。

②用拇指按压昆仑穴100~200次。

③用拇指指尖掐按足通谷穴100~200次。

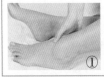
①

②

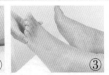
③

对症反射区按摩

治疗中暑的反射区

（1）垂体反射区：位于双足拇趾趾腹中央隆起部位。

（2）肾上腺反射区：位于双足足底部，第2、第3跖骨体之间。

（3）心反射区：位于左足足底第4跖骨与第5跖骨前段之间，在肺及支气管反射区后方。

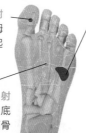

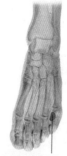

（4）内耳迷路反射区：位于双足足背第4跖骨和第5跖骨骨缝的前端。

操作方法

①用掐法掐按垂体反射区2~5分钟。

②用单食指叩拳法顶压肾上腺反射区2~5分钟。

③用单食指叩拳法顶压心反射区2~5分钟。

④用单食指叩拳法顶压内耳迷路反射区2~5分钟。

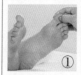

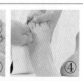

夏·上火

　　夏季气候炎热，人容易"上火"。上火通常分为两种，一种为"实火"，主要表现为口腔溃疡难以愈合、口干舌燥、小便赤黄；一种为"虚火"，表现为胸闷气短、口干、低热等。除了天气原因，精神压力过大、情绪不得舒缓、饮食不当也会导致上火。

养生足浴配方

【药方】山豆根50克，芒硝30克，黄柏20克，金银花20克。

【用法】将山豆根、黄柏、金银花三味中药放入药罐中，加清水2000毫升，煮沸20分钟后除渣取汁，调入芒硝搅拌溶化后足浴30分钟。

山豆根

芒硝

黄柏

金银花

对症穴位按摩

治疗上火的穴位

（3）公孙穴：位于足部第1跖骨基底部前下方，赤白肉际处。

（1）隐白穴：位于足大趾末节内侧，距趾甲角0.1寸（指寸）。

（2）厉兑穴：位于足趾第2趾末节外侧，距趾甲角0.1寸（指寸）。

操作方法

①用拇指指尖用力掐按隐白穴100～200次。

②用手指关节夹按厉兑穴2～3分钟。

③用拇指指腹用力按压公孙穴100～200次。

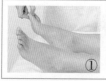 ①
 ②
 ③

对症反射区按摩

治疗上火的反射区

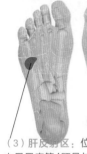

（4）胸（乳房）反射区：位于双足足背第2、第3、第4跖骨所形成的带状区域内。

（2）心反射区：位于左足足底第4跖骨与第5跖骨前段之间。

（3）肝反射区：位于右足足底第4跖骨与第5跖骨前段之间。

（1）内耳迷路反射区：位于双足足背第4跖骨和第5跖骨骨缝的前端。

操作方法

① 用拇指指腹按压或指尖掐按内耳迷路反射区2~5分钟。

② 用拇指指腹按压或指关节顶压心反射区2~5分钟。

③ 用刮压法或掐按法刺激肝反射区2~5分钟。

④ 用刮压法刮压胸（乳房）反射区2~5分钟。

① ② ③ ④

夏·食欲下降

　　胃、小肠和大肠有接受饮食、初步消化、吸收、代谢并排出终产物的重要功能。食欲下降可能由肝郁气滞、饮食不节制损伤脾胃、久病体虚、脾胃功能减退所致。消化吸收功能渐弱会直接和间接影响身体的各项功能，可出现腹胀、厌食、便秘和免疫力降低、疲乏等症状。

养生足浴配方

【药方】高良姜20克，制香附20克，醋20毫升，生姜10克，白酒20毫升。

【用法】将上述中药混合捣烂后置于药罐，加清水2000毫升煎煮20分钟，除渣取汁倒入足浴桶，将水温调至适宜后足浴30分钟。

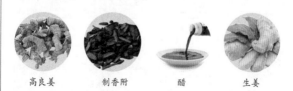

高良姜　　　　制香附　　　　醋　　　　生姜

对症穴位按摩

治疗食欲下降的穴位

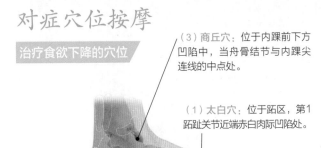

（3）商丘穴：位于内踝前下方凹陷中，当舟骨结节与内踝尖连线的中点处。

（1）太白穴：位于跖区，第1跖趾关节近端赤白肉际凹陷处。

（2）公孙穴：位于跖区，第1跖骨基底部的前下方，赤白肉际处。

操作方法

①用拇指指腹推压太白穴100～200次。

②用拇指指腹按压公孙穴100～200次。

③用拇指指尖着力掐按商丘穴100～200次。

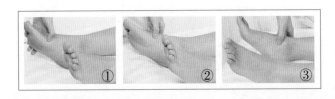

对症反射区按摩

治疗食欲下降的反射区

（4）脾反射区：位于左足足底第4、第5跖骨之间。

（1）胃反射区：位于双足足底第1跖骨中部。

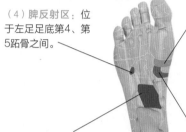

（3）小肠反射区：位于双足足底中部凹陷区域。

（2）十二指肠反射区：位于双足足底第1跖骨底处。

操作方法

①用拇指指腹按压或指关节顶压胃反射区2~5分钟。

②用刮压法刮压十二指肠反射区2~5分钟。

③用拇指指腹按压小肠反射区2~5分钟。

④用单食指叩拳法顶压脾反射区2~5分钟。

①

②

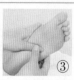
③

④

夏·空调病

空调病又称"空调综合征"，指长时间在空调环境下工作、学习的人，因空气不流通，环境不佳，出现鼻塞、头昏、打喷嚏、乏力、记忆力减退等症状，一般表现为疲乏无力、四肢肌肉关节酸痛、头痛、腰痛，严重者可引起口眼㖞斜。

养生足浴配方

【**药方**】鲜生姜30克，葱白30克，浮萍30克，白酒20毫升。

【**用法**】将上述中药混合捣烂后置于药罐，加清水2000毫升，煮沸20分钟后加入白酒，待药水温度适宜后放入双足，足浴30分钟。

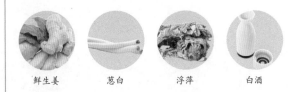

| 鲜生姜 | 葱白 | 浮萍 | 白酒 |

对症穴位按摩

治疗空调病的穴位

（2）足窍阴穴：位于第4趾末节外侧，距趾甲角0.1寸。

（1）内庭穴：位于足背当第2、第3跖骨结合部前方凹陷处。

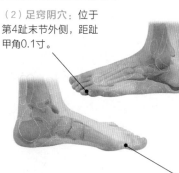

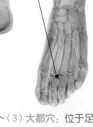

（3）大都穴：位于足大趾内侧，第1跖趾关节前下方，赤白肉际处。

操作方法

①用手指指尖掐按内庭穴2～3分钟。

②用手指指尖掐按足窍阴穴2～3分钟。

③用拇指指腹用力向下按压大都穴1～3分钟。

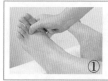
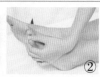
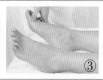

对症反射区按摩

治疗空调病的反射区

（2）颈项反射区：位于双足拇趾根部横纹处。

（4）三叉神经反射区：位于双足拇趾近第2趾的外侧约45°。

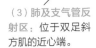
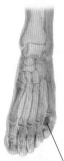

（3）肺及支气管反射区：位于双足斜方肌的近心端。

（1）内耳迷路反射区：位于双足足背第4跖骨和第5跖骨骨缝的前端。

操作方法

①用拇指指腹按压或指尖掐按内耳迷路反射区2~5分钟。

②用拇指指腹按压或指尖掐按颈项反射区2~5分钟。

③用拇指指腹按压肺及支气管反射区2~5分钟。

④用指揉法揉按三叉神经反射区2~5分钟。

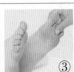

① ② ③ ④

秋·肺燥

肺燥是指外感燥邪，肺失宣降，以干咳痰少、鼻咽口舌干燥等为主要表现的证候。多因时处秋令，或干燥少雨之地，感受燥邪，耗伤肺津，肺卫失和，或因风湿之邪化燥伤津及肺所致。所以秋冬之交应慎食肥甘厚腻的食物，以免碍脾助湿生痰。

养生足浴配方

【药方】蒲公英30克，大青叶30克。

【用法】将上述中药置于药罐，加清水3000毫升，武火煮沸后再转文火煎20分钟，滤除药渣，药液倒入盆中，待温度适宜时放入双足浸泡15~30分钟。

蒲公英

大青叶

对症穴位按摩

治疗肺燥的穴位

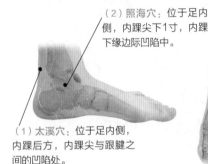

（2）照海穴：位于足内侧，内踝尖下1寸，内踝下缘边际凹陷中。

（1）太溪穴：位于足内侧，内踝后方，内踝尖与跟腱之间的凹陷处。

（3）行间穴：位于足背侧，当第1、第2趾间，趾蹼缘的后方赤白肉际处。

操作方法

①用拇指指腹按压太溪穴100～200次。

②用手指指腹按压照海穴，左右各1～3分钟。

③用拇指指尖掐按行间穴，左右各掐按1～3分钟。

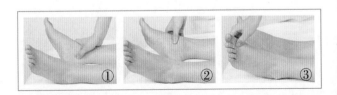

对症反射区按摩

治疗肺燥的反射区

（1）肺及支气管反射区：位于双足斜方肌反射区的近心端。

（2）胸部淋巴结反射区：位于双足足背第1跖骨及第2跖骨间缝处。

（3）鼻反射区：位于双足拇趾趾腹内侧延伸至拇趾趾甲的根部，第1趾间关节前。

（4）心反射区：位于左足足底第4跖骨与第5跖骨前段之间。

操作方法

①用拇指指腹按压肺及支气管反射区2~5分钟。

②用拇指指腹按压胸部淋巴结反射区2~5分钟。

③用手指掐按鼻反射区2~5分钟。

④用手指掐按心反射区2~5分钟。

①
②
③
④

秋·胸闷心悸

　　胸闷症状可轻可重，是一种自觉胸部闷胀及呼吸不畅的主观感觉，轻者可能是神经性的，即心功能、肺功能失调引起的，无明显的器质性病变。严重者为心肺二脏的疾患引起，可由冠心病、心肌缺血或慢性支气管炎、肺气肿、肺心病等导致，有明显的器质性病变。

养生足浴配方

【药方】白萝卜200克，橘皮100克，紫苏100克。

【用法】将以上食物及药物置于药罐，加清水3000毫升，武火煮沸后再转文火煎熬30分钟，滤除药渣，药液倒入盆中，待温度不烫皮肤时放入双足浸泡15分钟。

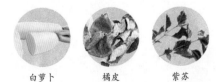

白萝卜　　　　橘皮　　　　紫苏

对症穴位按摩

治疗胸闷心悸的穴位

（1）至阴穴：位于足小趾末节外侧，距趾甲角0.1寸（指寸）。

（2）丘墟穴：位于足外踝前下方，趾长伸肌腱的外侧凹陷处。

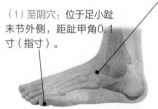

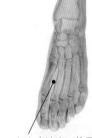

（3）太冲穴：位于足背侧，当第1、第2跖骨间隙的后方凹陷处。

操作方法

①用拇指指尖掐按至阴穴100~200次。

②用拇指指腹推压丘墟穴3~5分钟。

③用拇指指腹推压太冲穴1~3分钟。

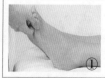①
②
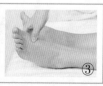③

对症反射区按摩

治疗胸闷心悸的反射区

（2）肺及支气管反射区：位于双足斜方肌的近心端。

（3）胸椎反射区：位于双足足弓内侧缘第1跖骨头下方至第1楔骨前。

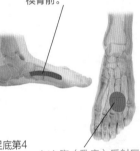

（1）心反射区：位于左足足底第4跖骨与第5跖骨前段之间。

（4）胸（乳房）反射区：位于双足足背第2、第3、第4跖骨所形成的带状区域。

操作方法

①用手指掐按心反射区2~5分钟。

②用拇指指腹按压肺及支气管反射区2~5分钟。

③用拇指指腹推压胸椎反射区2~5分钟。

④用拇指掐按胸（乳房）反射区2~5分钟。

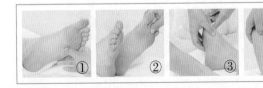

冬·下肢冷痛

下肢受凉疼痛多由臀部逐渐向下放射，下肢有痉挛性的酸痛感，平卧时有所减轻，站立、劳动后或天气转冷时加重，少数较为严重者可出现腰痛并向上半身蔓延。冬季注意保暖，以免寒湿侵袭引起疼痛。

养生足浴配方

【药方】干姜100克，桂枝50克，细辛10克。

【用法】上述药物择净倒入药罐，加清水2000毫升浸泡30分钟，煎煮20分钟，除渣取汁，倒入足浴桶中，待水温适宜放入双足，足浴30分钟。

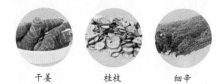

干姜　　　　桂枝　　　　细辛

对症反射区按摩

治疗下肢冷痛的反射区

（4）外尾骨反射区：位于双足外侧，沿跟骨结节向后方外侧的一带状区域。

（3）肾上腺反射区：位于双足足底，第2、第3跖骨体之间，肾反射区前端。

（2）肾反射区：位于双足足底，第2、第3跖骨体之间，蜷足时中央凹陷处。

（1）膝关节反射区：位于双足外侧骰骨与跟骨前缘所形成的凹陷处。

操作方法

①用拇指指腹按压或刮压膝关节反射区2~5分钟。

②用拇指指腹推肾反射区2~5分钟。

③用拇指指腹按压肾上腺反射区2~5分钟。

④用刮压法刮压外尾骨反射区2~5分钟。

   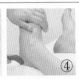

冬·手足欠温

　　有手足欠温症状的人，天气一冷就感觉全身发冷，手脚更甚。手足冰凉多因手、足等末梢血管流经部位血流不畅，末梢神经的排泄物不能充分排出而引起。可充分摄取维生素E，同时经常进行手耳足按摩，有助于最大限度地减轻症状。

养生足浴配方

【药方】桂枝50克，小茴香50克，艾叶50克。

【用法】将上述药物倒入药罐，加清水3000毫升，武火煮沸后再转文火煎30分钟，滤除药渣，药液倒入盆中，待温度不烫皮肤时放入双足浸泡15～30分钟。

桂枝

小茴香

艾叶

对症穴位按摩

治疗手脚冰凉的穴位

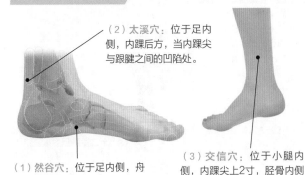

（2）太溪穴：位于足内侧，内踝后方，当内踝尖与跟腱之间的凹陷处。

（1）然谷穴：位于足内侧，舟骨粗隆下方赤白肉际处。

（3）交信穴：位于小腿内侧，内踝尖上2寸，胫骨内侧缘后际凹陷中。

操作方法

①用拇指指腹推压然谷穴1~3分钟。

②用拇指着力按压太溪穴100~200次。

③用手指指腹推压按揉交信穴，左右各按揉1~3分钟。

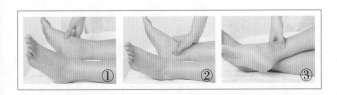

对症反射区按摩

治疗下肢冷痛的反射区

（3）肾上腺反射区：位于双足足底，第2、第3跖骨体之间，肾反射区前端。

（1）胰腺反射区：位于双足足底第1跖骨体中下段。

（2）肾反射区：位于双足足底，第2跖骨与第3跖骨体之间，蜷足时中央凹陷处。

（4）十二指肠反射区：位于双足足底第1跖骨底处，胰腺反射区的后外方。

操作方法

①用拇指指腹按压胰腺反射区2~5分钟。

②用拇指指腹按压肾反射区2~5分钟。

③用拇指揩按肾上腺反射区2~5分钟。

④用刮压法刮压十二指肠反射区2~5分钟。

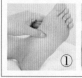 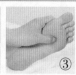

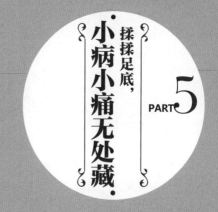

揉揉足底，
·小病小痛无处藏·

PART 5

每个人身上都会出现小病小痛的时候，
对待小病小痛，不一定要求医问药，打针、吃药。
现代医药虽能治愈部分疾病，却难以使身体恢复到
生病前的健康状态，而且"是药三分毒"，
药物还会产生很多不良反应，甚至引发其他疾病。
自己在家动动手，按按足底，
泡泡脚，让小病小痛无处可藏。

感冒

　　感冒是一种因病毒或细菌侵入人体而引发的上呼吸道感染疾病，起初发病时鼻内有干燥感及痒感，并打喷嚏、全身不适或有低热，随后渐渐出现鼻塞、鼻黏膜充血、水肿、大量清水样或脓性分泌物等。感冒发生的主要内因是人体内虚，导致免疫力减弱，当气候剧变、受风着凉、过于疲劳时，邪气便乘虚由皮毛、口鼻而侵入人体。

养生足浴配方

【药方】防风、白术、紫苏、艾叶各50克。

【用法】将上述中药一同倒入药罐，加清水3000毫升，武火煮沸后转文火煎30分钟，滤除药渣，将药液倒入盆中，待温度不烫皮肤时，放入双足浸泡15~30分钟。

防风

白术

紫苏

艾叶

对症穴位按摩

治疗感冒的穴位

（1）公孙穴：位于双足足跖区，第1趾骨基底部的前下方，赤白肉际处。

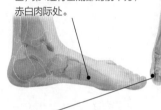
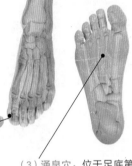

（2）隐白穴：位于足大趾末节内侧，距趾甲角0.1寸（指寸）。

（3）涌泉穴：位于足底第2、第3趾趾缝纹头端与足跟连线前1/3与后2/3交点上。

操作方法

①用拇指指腹按压公孙穴，左右各按揉1~3分钟。

②用拇指指腹垂直掐按隐白穴，左右各掐按1~3分钟。

③用拇指指腹反复推搓涌泉穴3分钟。

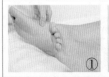

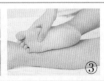

对症反射区按摩

治疗感冒的反射区

（2）鼻反射区：位于双足拇趾趾腹内侧延伸至拇趾趾甲的根部。

（1）肺及支气管反射区：位于双足斜方肌反射区的近心端。

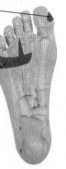

（4）下身淋巴结反射区：位于双足足背内侧踝骨前，由距骨、舟骨构成的凹陷处。

（3）扁桃体反射区：位于足背拇趾第2节，肌腱左右两边。

操作方法

①用刮压法刮压肺及支气管反射区2~5分钟。

②用手指掐按鼻反射区2~5分钟。

③用拇指指腹按压扁桃体反射区2~5分钟。

④用手指掐按下身淋巴结反射区2~5分钟。

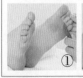 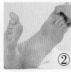 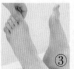

① ② ③ ④

咳嗽

咳嗽，是人体肺部疾病的主要症状之一。有声无痰为咳，有痰无声为嗽，痰与声多并见，难以分清，所以人们一般将其并称为咳嗽。干咳、喉咙发痒、咽喉干痛是风燥伤肺；咳痰不利、痰液黏稠发黄伴有鼻涕和口渴则是风热犯肺。

养生足浴配方

【药方】枇杷叶30克，杏仁30克，紫苏叶30克，桔梗15克。

【用法】将上述中药倒入药罐，加清水2000毫升浸泡30分钟，煎煮20分钟后取汁弃渣，倒入足浴桶，调好水温后足浴30分钟。

| 枇杷叶 | 杏仁 | 紫苏叶 | 桔梗 |

对症穴位按摩

治疗咳嗽的穴位

（1）厉兑穴：位于足第2趾末节外侧，距趾甲角0.1寸（指寸）。

（3）照海穴：位于足内侧，内踝尖下1寸，内踝下缘边际凹陷中。

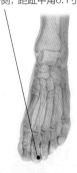

（2）大都穴：位于足大趾内侧，第1跖趾关节前下方，赤白肉际处。

操作方法

①用手指关节夹按厉兑穴2~3分钟。

②用手指指腹着力向下按压大都穴，左右各按揉1~3分钟。

③用手指指腹按压照海穴，左右各按揉1~3分钟。

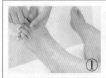

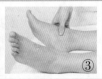

对症反射区按摩

治疗咳嗽的反射区

（1）肺及支气管反射区：位于双足斜方肌反射区的近心端。

（3）胸部淋巴结反射区：位于双足足背第1跖骨与第2跖骨间缝处。

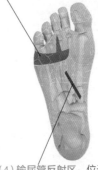

（2）扁桃体反射区：位于双足足背拇趾第2节上，肌腱左右两边。

（4）输尿管反射区：位于双足底自肾脏反射区斜向内后方至足舟状骨内下方，约3.3厘米处。

操作方法

①用拇指指腹推压肺及支气管反射区2～5分钟。

②用手指掐按扁桃体反射区2～5分钟。

③用拇指指腹按压胸部淋巴结反射区2～5分钟。

④用刮压法刮压输尿管反射区2～5分钟。

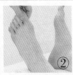
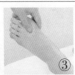
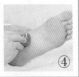

发热

发热，是指体温高出正常标准。中医学认为，发热分外感发热和内伤发热。外感发热见于感冒、伤寒、瘟疫等病症。内伤发热有阴虚发热、阳虚发热、血虚发热、气虚发热等。发热患者应多饮水，以降温排毒。

养生足浴配方

【药方】金银花50克，桔梗30克，薄荷30克，青蒿30克，甘草10克。

【用法】将上述中药倒入药罐，加清水2500毫升煎煮至沸腾后再以文火煎煮20分钟，取汁弃渣倒入盆内，待水温合适浸泡双足，常规泡足15～30分钟。

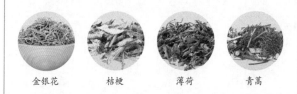

| 金银花 | 桔梗 | 薄荷 | 青蒿 |

对症穴位按摩

治疗发热的穴位

（1）厉兑穴：位于足第2趾末节外侧，距趾甲角0.1寸（指寸）。

（2）三阴交穴：位于小腿内侧，内踝尖上3寸，胫骨内侧面后缘。

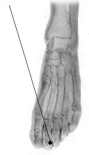

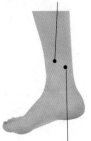

（3）复溜穴：位于小腿内侧，太溪穴直上2寸，跟腱的前方。

操作方法

①用手指关节夹按厉兑穴2~3分钟。

②用拇指指尖垂直按压三阴交穴，左右各按揉1~3分钟，有酸胀感为宜。

③用拇指指腹按揉复溜穴100~200次。

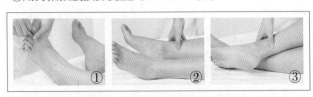

对症反射区按摩

治疗发热的反射区

（1）垂体反射区：位于双足拇趾趾腹中央隆起部位，脑反射区深处。

（2）大脑反射区：位于双足拇趾趾腹全部。

（3）上身淋巴结反射区：位于双足足背外侧踝骨前，由距骨、骰骨构成的凹陷处。

（4）三叉神经反射区：位于双足拇趾近第2趾的外侧约45°角，在小脑反射区的前方。

操作方法

①用拇指掐按垂体反射区2~5分钟。

②用拇指掐按大脑反射区2~5分钟。

③用拇指指腹推压上身淋巴结反射区2~5分钟。

④用拇指掐按三叉神经反射区2~5分钟。

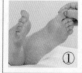
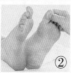

头痛

头痛是临床常见的病症。头痛痛感有轻有重，疼痛时间有长有短，疼痛症状多样。常见的症状有胀痛、闷痛、撕裂样痛、针刺样痛，部分伴有血管搏动感及头部紧箍感，以及发热、恶心、呕吐、头晕、纳呆、肢体困重等症状。头痛的发病原因繁多，如神经痛、颅内病变、脑血管疾病、五官疾病等均可导致头痛。

养生足浴配方

【药方】薄荷20克，羌活20克，白芷20克，细辛20克。

【用法】将上述中药一起置于药罐，加清水3000毫升，武火煮沸后再转文火煎30分钟，滤除药渣，将药液倒入盆中，待温度不烫皮肤时，放入双足浸泡15分钟。

薄荷

羌活

白芷

细辛

对症穴位按摩

治疗头痛的穴位

（2）太冲穴：位于足背侧，当第1、第2跖骨间隙的后方凹陷处。

（1）足通谷穴：位于足外侧，第5跖趾关节的前缘，赤白肉际处。

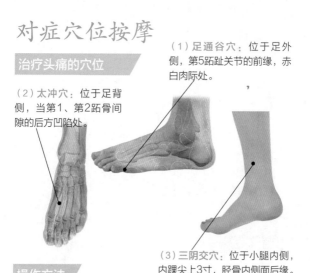

（3）三阴交穴：位于小腿内侧，内踝尖上3寸，胫骨内侧面后缘。

操作方法

①用拇指指腹按揉足通谷穴100～200次。

②用拇指指尖垂直掐按太冲穴1～3分钟。

③用拇指指尖垂直按压三阴交穴，左右各按揉1～3分钟，有酸胀感为宜。

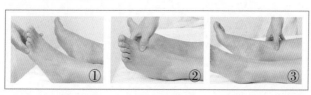

对症反射区按摩

治疗头痛的反射区

（1）颈项反射区：位于双足拇趾根部横纹处。

（2）三叉神经反射区：位于双足拇趾近第2趾的外侧约45°角。

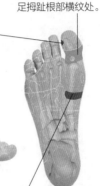

（3）颈椎反射区：位于双足弓内侧，拇趾第2趾骨远端内侧1/2处。

（4）胃反射区：位于双足足底第1跖跖骨中部，甲状腺反射区下约1横指宽。

操作方法

①用拇指指尖掐按颈项反射区2~5分钟。

②用拇指指尖掐按三叉神经反射区2~5分钟。

③用拇指指腹按压或掐按颈椎反射区2~5分钟。

④用拇指指腹按压胃反射区2~5分钟。

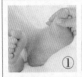
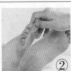

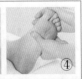

牙痛

　　牙痛又称齿痛，是一种常见的口腔科疾病，主要是由牙齿本身、牙周组织及颌骨疾病等引起。临床主要表现为牙齿疼痛、龋齿、牙龈肿胀、龈肉萎缩、牙齿松动、牙龈出血等。遇冷、热、酸、甜等刺激，则疼痛加重。中医认为，牙痛是由于外感风邪、胃火炽盛、肾虚火旺、虫蚀牙齿等多种原因所致。

养生足浴配方

【药方】生石膏60克，淡竹叶30克，知母20克，升麻15克。

【用法】将上述中药洗净倒入药罐，加适量清水浸泡30分钟，加清水2000毫升煮20分钟，取汁弃渣，先取一小杯漱口，剩余药汁调好水温后进行足浴。

生石膏

淡竹叶

知母

升麻

对症穴位按摩

治疗牙痛的穴位

（1）足三里穴：位于小腿前外侧，当犊鼻下3寸，距胫骨前缘一横指（中指）。

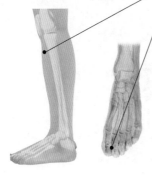

（2）大敦穴：位于足趾末节外侧，距趾甲角0.1寸。

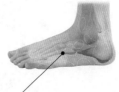

（3）足临泣穴：位于足背外侧，当足第4趾关节的后方，小趾伸肌腱的外侧凹陷处。

操作方法

①用拇指指腹推按足三里穴1~3分钟。

②用手指指尖垂直按压大敦穴，先左后右，各按压1~3分钟，有刺痛感为宜。

③用拇指指尖掐按足临泣穴2~3分钟。

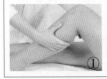
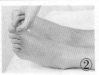
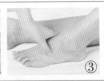

对症反射区按摩

治疗牙痛的反射区

（2）下颌反射区：位于双足足背拇趾间关节横纹后方一条横带状区域。

（3）三叉神经反射区：位于双足拇趾近第2趾的外侧约45°角，在小脑反射区的前方。

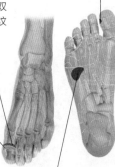

（1）上颌反射区：位于双足足背拇趾间关节横纹上方的一条横带状区域。

（4）肝反射区：位于右足足底第4跖骨与第5跖骨前段之间。

操作方法

①用手指掐按上颌反射区2~5分钟。

②用手指掐按下颌反射区2~5分钟。

③用手指掐按三叉神经反射区2~5分钟。

④用单食指叩拳法顶压肝反射区2~5分钟。

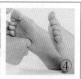

慢性鼻炎

慢性鼻炎是鼻腔黏膜和黏膜下层的慢性炎症。慢性鼻炎的主要病因包括急性鼻炎反复发作或治疗不彻底而演变成慢性鼻炎，邻近的慢性炎症等长期刺激所致，主要表现为鼻塞、鼻涕多等症状，肥厚性鼻炎可表现为持续性鼻塞，单纯性鼻炎表现为间歇性鼻塞。

养生足浴配方

【药方】桑白皮50克，夏枯草30克，黄芩20克，白芷10克。

【用法】将上述中药择净置于药罐，用清水浸泡30分钟，加清水至2000毫升煎煮20分钟，取汁弃渣，倒入足浴桶，待水温合适时放入双足，足浴30分钟。

桑白皮　　　夏枯草　　　黄芩　　　白芷

对症穴位按摩

治疗慢性鼻炎的穴位

(1) 隐白穴：位于足大趾末节内侧，距趾甲角0.1寸（指寸）。

(2) 丰隆穴：位于小腿前外侧，当外踝尖上8寸，条口外，距胫骨前缘2横指（中指）。

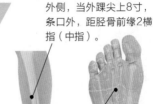

(3) 涌泉穴：位于足底第2、第3趾趾缝纹头端与足跟连线前1/3与后2/3交点处。

操作方法

①用拇指指腹垂直掐按隐白穴，左右各1~3分钟。

②用手指按压丰隆穴3分钟，再用拇指沿丰隆穴向下单方向推压3分钟。

③用拇指指腹反复推搓涌泉穴3分钟。

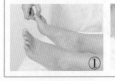

①

②

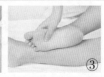

③

对症反射区按摩

治疗慢性鼻炎的反射区

（2）额窦反射区：位于10个脚趾的趾端约1厘米范围内。

（3）头及颈淋巴结反射区：位于双足各趾间的趾骨根部呈"凹"字形、足底、足背两处。

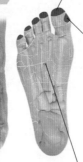

（1）鼻反射区：位于双足拇趾趾腹内侧延伸至拇趾趾甲的根部，第1趾间关节前。

（4）肾上腺反射区：位于双足足底第2、第3跖骨体之间，肾反射区前端。

操作方法

①用手指掐按鼻反射区2~5分钟。

②用手指掐按额窦反射区2~5分钟。

③用手指掐按头及颈淋巴结反射区2~5分钟。

④用拇指指腹按压肾上腺反射区2~5分钟。

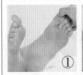 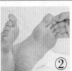

肺炎

　　肺炎是指终末气管、肺泡和肺间质的炎症。肺炎的主要致病因素有细菌、病毒、真菌、寄生虫等致病微生物，以及放射线、吸入性异物等。肺炎的主要症状为发热、咳嗽、咳痰、痰中带血，可伴有胸痛或呼吸困难等。

养生足浴配方

【药方】金银花20克，板蓝根30克，甘草6克。

【用法】将上述中药倒入药罐，加清水1000毫升，煎煮20分钟，取汁分早晚各饮一杯。药渣睡前加清水2000毫升再煎煮10分钟，取汁弃渣，倒入足浴桶，调好水温，足浴30分钟。

| 金银花 | 板蓝根 | 甘草 |

对症穴位按摩

治疗肺炎的穴位

（1）足三里穴：位于小腿前外侧，当犊鼻下3寸，距胫骨前缘1横指（中指）。

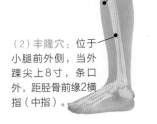

（2）丰隆穴：位于小腿前外侧，当外踝尖上8寸，条口外，距胫骨前缘2横指（中指）。

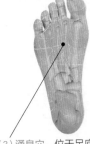

（3）涌泉穴：位于足底第2、第3趾趾缝纹头端与足跟连线前1/3与后2/3交点处。

操作方法

①用拇指指腹推按足三里穴1～3分钟，先左后右。

②用拇指按压丰隆穴3分钟，再用拇指沿丰隆穴向下单方向推压3分钟。

③用拇指指腹反复推搓涌泉穴3分钟。

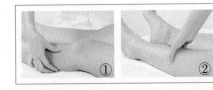

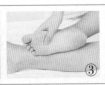

对症反射区按摩

治疗肺炎的反射区

(2)肺及支气管反射区：位于双足斜方肌的近心端处。

(3)上身淋巴结反射区：位于双足外踝前，由距骨、骰骨构成的凹陷处。

(4)扁桃体反射区：位于双足足背拇趾第2节上，肌腱左右两边。

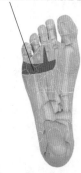

(1)横膈膜反射区：位于双足足背跖骨、楔骨、骰骨关节处，横跨足背形成的一带状区域。

操作方法

①用拇指指腹按压横膈膜反射区2~5分钟。

②用拇指指腹按压肺及支气管反射区2~5分钟。

③用手指掐按上身淋巴结反射区2~5分钟。

④用手指掐按扁桃体反射区2~5分钟。

 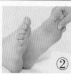 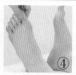

失眠

失眠是指无法入睡或无法保持睡眠状态，即睡眠失常。失眠虽不属于危重疾病，但影响人们的日常生活。睡眠不足会导致健康不佳，生理节奏被打乱，继而引起人的疲劳感及全身不适、无精打采、反应迟缓、头痛、记忆力减退等症状。失眠所造成的直接影响是精神方面的，严重者会导致精神分裂。

养生足浴配方

【药方】红花30克，川椒30克，荷叶30克。

【用法】将上述中药择净，放入药罐中，清水浸泡20分钟，加水2000毫升煮沸20分钟后去渣取汁，待药液温度适宜后浴足。每晚1次，每次30分钟，每天1剂，7天为1个疗程。

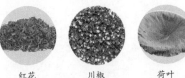

红花　　　　　　川椒　　　　　　荷叶

对症穴位按摩

治疗失眠的穴位

（2）大钟穴：位于足内侧，内踝后下方，当跟腱附着部的内侧前方凹陷处。

（1）涌泉穴：位于足底第2、第3趾趾缝纹头端与足跟连线前1/3与后2/3交点处。

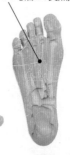

（3）照海穴：位于足内侧，内踝尖下1寸，内踝下缘边际凹陷中。

操作方法

①用拇指指腹反复推搓涌泉穴3分钟。

②用拇指指腹按压大钟穴100~200次。

③用手指指腹按压照海穴，左右各按揉1~3分钟。

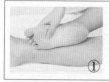
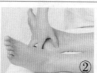
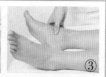

对症反射区按摩法

治疗失眠的反射区

(1) 额窦反射区：位于10个足趾趾端约1厘米范围内。

(2) 三叉神经反射区：位于双足拇趾近第2趾的外侧约45°角。

(4) 心反射区：位于左足足底第4跖骨与第5跖骨前段之间，在肺及支气管反射区后方。

(3) 失眠点反射区：位于双足足底跟骨中央的前方，生殖腺反射区上方。

操作方法

①用手指掐按额窦反射区2~5分钟。

②用手指掐按三叉神经反射区2~5分钟。

③用单食指叩拳法顶压失眠点反射区2~5分钟。

④用单食指叩拳法顶压心反射区2~5分钟。

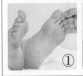
①

②

③

④

眩晕

眩晕与头晕有所相似，但本质不同。眩晕是因机体对空间定位障碍而产生的一种动性或定位性错觉，患者自感"地动山摇"，有"脚踩棉花"的感觉，但一切都是幻觉，临床上将其分为真性眩晕和假性眩晕。

养生足浴配方

【药方】桑叶100克，桑枝100克，芹菜100克。

【用法】将上述中药择净，放入药罐中，清水浸泡20分钟，加清水2000毫升煮沸20分钟，去渣取汁，待药汁温度适宜后浴足。每天早晚各1次，每次30分钟，每天1剂，10天为1个疗程。

桑叶

桑枝

芹菜

对症穴位按摩

治疗眩晕的穴位

（2）侠溪穴：位于足背外侧，当第4、第5趾间，趾蹼缘后方赤白肉际处。

（3）足窍阴穴：位于足趾第4趾末节外侧，距趾甲角0.1寸（指寸）。

（1）足通谷穴：位于足外侧，第5跖趾关节的前缘，赤白肉际处。

操作方法

①用拇指掐按足通谷穴100~200次。

②用拇指指尖掐按侠溪穴1~3分钟。

③用手指指尖垂直掐按足窍阴穴3~5分钟。

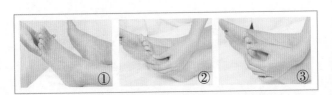

对症反射区按摩

治疗眩晕的反射区

(2)内耳迷路反射区：位于双足足背第4跖骨和第5跖骨骨缝的前端。

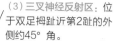

(3)三叉神经反射区：位于双足拇趾近第2趾的外侧约45°角。

(1)小脑及脑干反射区：位于双足拇趾根部外侧靠近第2节趾骨处。

(4)耳反射区：位于双足第4趾与第5趾中部和根部，包括足底和足背两处。

操作方法

①用指尖掐按小脑及脑干反射区2～5分钟。

②用单食指叩拳顶压内耳迷路反射区2～5分钟。

③用指腹揉按或指尖掐按三叉神经反射区2～5分钟。

④用手指掐按耳反射区2～5分钟。

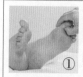

神经衰弱

　　神经衰弱，指大脑由于长期情绪紧张及精神压力，从而使精神活动能力减弱的一种功能障碍性病症，其主要特征为易兴奋、脑容易疲劳、记忆力减退、注意力不能集中等，伴有各种躯体不适症状。

养生足浴配方

【药方】五味子15克，生地黄20克，厚朴10克，陈皮10克，制半夏10克。

【用法】将上述药材洗净置于药罐，加清水2000毫升浸泡30分钟，煮沸20分钟后取汁弃渣，倒入足浴桶，调节水温，睡前足浴30分钟，每天1剂，7天为1个疗程。

五味子

生地黄

厚朴

陈皮

对症穴位按摩

治疗神经衰弱的穴位

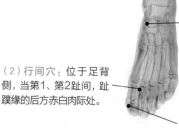

（3）中封穴：位于足背侧，当足内踝前，胫骨前肌腱的内侧凹陷处。

（2）行间穴：位于足背侧，当第1、第2趾间，趾蹼缘的后方赤白肉际处。

（1）隐白穴：位于足大趾末节内侧，距趾甲角0.1寸（指寸）。

操作方法

①用拇指指尖垂直掐按隐白穴，左右各掐按1~3分钟。

②用拇指指尖掐按行间穴，左右各掐按1~3分钟。

③用指腹按压中封穴，左右各按揉1~3分钟。

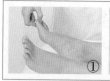

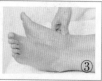

① ② ③

对症反射区按摩

治疗神经衰弱的反射区

（1）大脑反射区：位于双足拇趾趾腹全部。

（2）垂体反射区：位于双足拇趾趾腹中央隆起部位，脑反射区深处。

（3）肾反射区：位于双足足底第2跖骨与第3跖骨体之间，近跖骨底处。

（4）心反射区：位于左足足底第4跖骨与第5跖骨前段之间。

操作方法

①用拇指指腹按压或指尖掐按大脑反射区2~5分钟。

②用手指掐按垂体反射区2~5分钟。

③用单食指叩拳法顶压肾反射区2~5分钟。

④用拇指指腹推压心反射区2~5分钟。

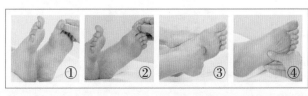

贫血

　　贫血，指人体外周血红细胞容量减少，低于正常范围下限的一种常见疾病。贫血的主要症状有头昏、耳鸣、失眠、记忆力减退、注意力不能集中、面色苍白、疲乏无力、腹泻、闭经等。

养生足浴配方

【药方】黄芪60克，旱三七（粉）5克。

【用法】将黄芪用清水1000毫升浸泡30分钟后，加清水2000毫升煎煮20分钟，取汁弃渣，与5克旱三七粉一同倒入足浴桶，调好水温后足浴30分钟，每天1剂，10天为1个疗程。

黄芪

旱三七

对症穴位按摩

治疗贫血的穴位

（1）阴陵泉穴：位于小腿内侧，胫骨内侧髁下方与胫骨内侧缘之间的凹陷处。

（2）太冲穴：位于足背侧，当第1、第2跖骨间隙的后方凹陷处。

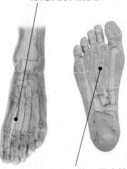

（3）涌泉穴：位于足底第2、第3趾趾缝纹头端与足跟连线前1/3与后2/3的交点处。

操作方法

①用拇指由下向上揉按阴陵泉穴，先顺时针方向按揉2分钟，再点按30秒，左右各按揉1~3分钟。

②用手指指尖从下往上掐按太冲穴1~2分钟。

③用拇指指腹反复推搓涌泉穴3分钟。

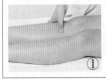

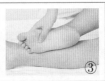

对症反射区按摩

治疗贫血的反射区

(4)内耳迷路反射区：
位于双足足背第4跖骨
和第5跖骨骨缝的前端。

(2)腹腔神经丛反射区：
位于双足足底第2至第4
跖骨体处，分布在肾反射
区周围的椭圆区域。

(3)脾反射区：位于
左足足底第4、第5跖
骨之间。

(1)十二指肠反射区：位于双
足足底第1跖骨底处，胰腺反
射区后外方。

操作方法

①用拇指指腹按压或推压十二指肠反射区2～5分钟。

②用拇指指腹按压腹腔神经丛反射区2～5分钟。

③用拇指指腹按压脾反射区2～5分钟。

④用单食指叩拳法顶压内耳迷路反射区2～5分钟。

低血压

　　低血压，指血压降低引起一系列症状，部分人群无明显症状，病情轻微者可有头晕、头痛、食欲不振、疲劳、脸色苍白等，严重者会出现直立性眩晕、四肢冰凉、心律失常等症状。这些症状主要因血压下降，血液循环缓慢，影响组织细胞缺氧和营养的供应所引起的。西医诊断低血压的标准为：血压值低于90/60mmHg。

养生足浴配方

【药方】人参叶30克，升麻20克，白芷10克。

【用法】将上述中药置于药罐中，加适量清水浸泡20分钟，再加清水至2000毫升，煎煮20分钟后取汁弃渣，将水温调至适宜温度，足浴30分钟。

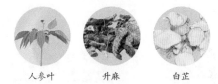

人参叶　　　　　升麻　　　　　白芷

对症穴位按摩

治疗低血压的穴位

（1）足三里穴：位于小腿前外侧，当犊鼻下3寸，距胫骨前缘1横指（中指）。

（2）太冲穴：位于足背侧，当第1、第2跖骨间隙的后方凹陷处。

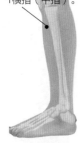

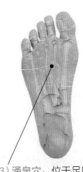

（3）涌泉穴：位于足底第2、第3趾趾缝与足跟连线前1/3与后2/3的交点处。

操作方法

①用手指指腹着力按揉足三里穴1～3分钟。

②用指尖垂直掐按太冲穴1～3分钟，以有酸胀感为宜。

③用拇指指腹反复推搓涌泉穴3分钟。

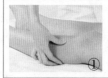

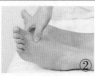

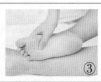

对症反射区按摩

治疗低血压的反射区

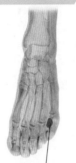

（1）大脑反射区：位于双足拇趾趾腹全部。

（2）小脑及脑干反射区：位于双足拇趾根部外侧靠近第2节趾骨处。

（3）内耳迷路反射区：位于双足足背第4跖骨和第5跖骨骨缝的前端。

（4）生殖腺反射区：位于双足足底跟骨中央处。

操作方法

①用手指掐按大脑反射区2～5分钟。

②用手指掐按小脑及脑干反射区2～5分钟。

③用拇指指腹或刮痧板按压内耳迷路反射区2～5分钟。

④用单食指叩拳法顶压生殖腺反射区2～5分钟。

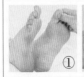
①

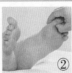
②

③

④

急性肠炎

　　中医学认为，急性肠炎是因感受外邪和饮食不洁净、饮食不节制而引发的，多发于夏季，患者多表现为恶心、呕吐在先，继而腹泻，每天3～5次，严重者甚至数十次不等，大便呈水样，深黄色或带绿色，恶臭，可伴有腹部绞痛、发热、全身酸痛等症状。治疗宜散寒燥湿、芳香化浊、调节升降。

养生足浴配方

【**药方**】车前子30克，茯苓、猪苓、香薷各9克，灯心草3克。

【**用法**】先将车前子用纱布包好与上述其他中药一起置于药罐，用清水浸泡30分钟，再加清水2000毫升煎煮20分钟，取汁分早晚2次饮用，剩下的药渣加水再煎10分钟，留汁弃渣，倒入足浴桶，待水温适宜时放入双足，足浴30分钟。

车前子

茯苓

猪苓

香薷

对症穴位按摩

治疗急性肠炎的穴位

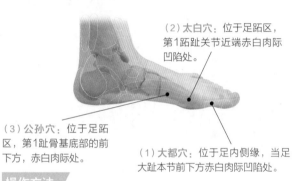

（2）太白穴：位于足跖区，第1跖趾关节近端赤白肉际凹陷处。

（3）公孙穴：位于足跖区，第1跖骨基底部的前下方，赤白肉际处。

（1）大都穴：位于足内侧缘，当足大趾本节前下方赤白肉际凹陷处。

操作方法

①用拇指指尖着力掐揉大都穴100～200次。

②用拇指指腹垂直按压太白穴，左右各按压1～3分钟。

③用拇指指腹着力按压公孙穴100～200次。

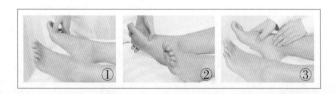

①　②　③

对症的反射区按摩

治疗急性肠炎的反射区

(4)十二指肠反射区：位于双足足底第1跖骨底处，胰腺反射区的后外方。

(3)降结肠反射区：位于左足足底中部第5跖骨底沿骰骨外缘至跟骨前缘。

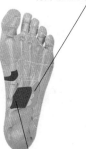

(2)升结肠反射区：位于右足底，从跟骨前缘沿骰骨外侧至第5跖骨底部。

(1)小肠反射区：位于双足足底中部凹陷区域。

操作方法

①用拇指指腹按压小肠反射区2~5分钟。

②用刮板刮压升结肠反射区2~5分钟。

③用刮板刮压降结肠反射区2~5分钟。

④用拇指指腹按压十二指肠反射区2~5分钟。

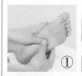   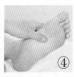

消化不良

消化不良，指由胃动力障碍引起的一种常见的消化系统疾病。日常生活中，常见的消化不良有偶然的消化不良和慢性持续性消化不良。偶然的消化不良，一般是由于饮食不注意、暴饮暴食、饮酒过量、经常服用止痛药等原因引起；慢性持续性消化不良病因有很多，主要包括精神因素以及某些病变，如慢性胃炎、消化功能减退等。

养生足浴配方

【药方】焦山楂30克，炒麦芽30克，神曲30克，鸡内金30克，莱菔子30克。

【用法】将上述中药倒入药罐中，加清水3000毫升，武火煮沸后再转文火煎30分钟，除渣留汁倒入盆中，待水温不烫皮肤时，放入双足足浴15分钟。

焦山楂　　　　炒麦芽　　　　神曲　　　　鸡内金

对症穴位按摩

治疗消化不良的穴位

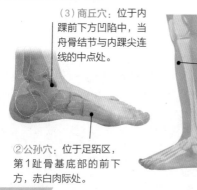

（3）商丘穴：位于内踝前下方凹陷中，当舟骨结节与内踝尖连线的中点处。

（1）足三里穴：位于小腿前外侧，当犊鼻下3寸，距胫骨前缘1横指（中指）。

②公孙穴：位于足跖区，第1趾骨基底部的前下方，赤白肉际处。

操作方法

①用拇指指腹推按足三里穴1～3分钟。

②用拇指指尖着力掐揉公孙穴100～200次。

③用拇指指尖着力掐揉商丘穴100～200次。

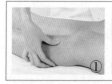

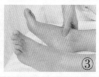

对症反射区按摩

治疗消化不良的反射区

(1)脾反射区：位于左足足底第4、第5跖骨之间，距心脏反射区下方约1横指处。

(3)胰腺反射区：位于双足足底第1跖骨体中下段。

(4)膀胱反射区：位于双足足掌底面与足掌内侧交界处，足跟前方。

(2)小肠反射区：位于双足足底中部凹陷区域。

操作方法

①用单食指叩拳法顶压脾反射区2~5分钟。

②用拇指指腹按压小肠反射区2~5分钟。

③用拇指指腹按压胰腺反射区2~5分钟。

④用刮痧板刮压膀胱反射区2~5分钟。

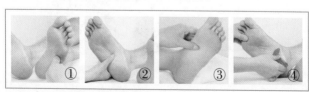

腹胀

　　腹胀是一种常见的消化系统病症，引起腹胀的主要原因为胃肠道胀气、各种原因所致的腹水、腹腔肿瘤等。正常人胃肠道内可有少量气体（约150毫升），当咽入胃内空气过多或消化吸收功能不良导致胃肠道内产生气体过多，而肠道内的气体又不能从肛门排出时，则可导致腹胀。

养生足浴配方

【药方】陈皮、砂仁、枳壳各50克。

【用法】将以上药物倒入药罐，加清水3000毫升，浸泡30分钟，武火煮沸后再转文火煎30分钟，滤除药渣，将药液倒入盆中，待温度不烫皮肤时，放入双足浸泡15分钟。

陈皮

砂仁

枳壳

对症反射区按摩

治疗腹胀的反射区

（1）腹腔神经丛反射区：位于双足足底第2至第4跖骨体处，分布在肾反射区周围的椭圆区域。

（2）肝反射区：位于右足足底第4跖骨与第5跖骨前段之间。

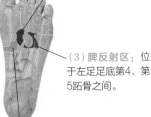

（3）脾反射区：位于左足足底第4、第5跖骨之间。

（4）十二指肠反射区：位于双足足底第1跖骨底处。

操作方法

①用拇指指腹按压腹腔神经丛反射区2～5分钟。

②用拇指指腹按压肝反射区2～5分钟。

③用单食指叩拳法顶压脾反射区2～5分钟。

④用拇指指腹按压十二指肠反射区2～5分钟。

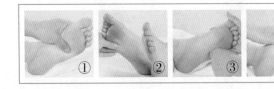

呃逆

呃逆，俗称"打嗝"，指气从胃中上逆，喉间频频作声，声音急而短促症状。生活中，饮食过饱、饮食习惯不良、吞咽动作过多等，都会引起呃逆。一般来讲呃逆会自行消失，对于顽固性呃逆，可采取按摩法进行治疗，能取得良好的功效。

养生足浴配方

【药方】莱菔子120克，陈皮60克，生姜30克。

【用法】将以上方药置于药罐，加清水3000毫升，浸泡30分钟，武火煮沸后再转文火煎30分钟，滤除药渣，将药液倒入盆中，待温度不烫皮肤时，放入双足浸泡15分钟。

莱菔子

陈皮

生姜

对症反射区按摩

治疗呃逆的反射区

（1）颈项反射区：位于双足拇趾根部横纹处。

（2）垂体反射区：位于双拇趾趾腹中央隆起部位，位于脑反射区深处。

（3）心反射区：位于左足足底第4跖骨与第5跖骨前段之间。

（4）肺及支气管反射区：位于双足斜方肌反射区的近心端，自甲状腺反射区向外至肩反射区处约1横指宽的带状区。

操作方法

①用手指掐按颈项反射区2~5分钟。

②用单食指叩拳法顶压肺及支气管反射区2~5分钟。

③用手指掐按心反射区2~5分钟。

④用单食指叩拳法顶压垂体反射区2~5分钟。

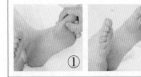
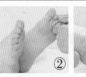
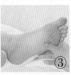

肥胖

　　肥胖，指一定程度明显超重及脂肪层过厚，它是体内脂肪尤其是甘油三酯（又称三酰甘油）积聚过多而导致的一种症状。肥胖严重者容易引起血压高、心血管病、肝脏病变、肿瘤、睡眠呼吸暂停等一系列的问题。本症状是由于食物摄入过多或机体代谢改变而导致体内脂肪积聚过多，造成体重过度增长所致。

养生足浴配方

【**药方**】冬瓜皮100克，木瓜50克，茯苓30克。

【**用法**】将上述中药置于药罐，加清水3000毫升，武火煮沸后再转文火煎30分钟，滤除药渣，将药液倒入盆中，待水温不烫皮肤时，放入双足浸泡15～30分钟。

冬瓜皮

木瓜

茯苓

对症穴位按摩

治疗肥胖的穴位

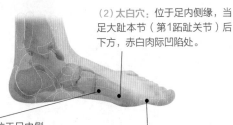

（2）太白穴：位于足内侧缘，当足大趾本节（第1跖趾关节）后下方，赤白肉际凹陷处。

（3）公孙穴：位于足内侧缘，第1趾骨基底部的前下方，赤白肉际处。

（1）大都穴：位于足内侧缘，当足大趾本节前下方赤白肉际凹陷处。

操作方法

①用拇指掐按大都穴100～200次。

②用拇指指腹推压太白穴50～100次。

③用拇指指腹按压公孙穴，按揉1～3分钟。

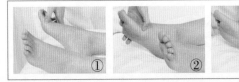

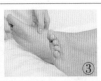

对症反射区按摩

治疗肥胖的反射区

（1）胃反射区：位于双足足底第1跖骨中部。

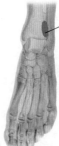

（3）上身淋巴结反射区：位于双足外踝前，由距骨、骰骨构成的凹陷处。

（2）肾反射区：位于双足足底第2跖骨与第3跖骨间，近跖骨底处。

（4）输尿管反射区：位于双足底自肾脏反射区斜向内后方至足舟骨内下方，约3.3厘米处，呈弧形带状区域。

操作方法

①用拇指指腹按压胃反射区2~5分钟。

②用拇指指腹推压肾反射区2~5分钟。

③用拇指指腹按压上身淋巴结反射区2~5分钟。

④用拇指指腹推压输尿管反射区2~5分钟。

便秘

　　便秘是临床中比较常见的复杂症状，并不是一种疾病。便秘主要表现为排便次数减少、排便量减少、排便干结、排便费力等。

引起便秘的原因有：饮食不当，如饮水过少或进食含纤维素的食物过少；生活压力过大，精神紧张；滥用泻药，对药物产生依赖；结肠运动功能紊乱；年老体虚，排便无力等。

养生足浴配方

【药方】 淡竹叶30克，鲜萝卜叶50克，冬瓜皮50克。

【用法】 将上述中药洗净置于药罐，加清水2000毫升，煎煮10分钟取汁弃渣，倒入足浴桶，待水温适宜，足浴30分钟。

淡竹叶　　　　鲜萝卜叶　　　　冬瓜皮

对症穴位按摩

治疗便秘的穴位

（1）**内庭穴**：位于足背，当第2、第3跖骨结合部前方凹陷处。

（2）**大钟穴**：位于足内侧，内踝后下方，当跟腱附着部的内侧前方凹陷处。

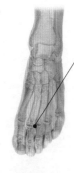

（3）**大都穴**：位于足大趾内侧第1跖趾关节前下方，赤白肉际处。

操作方法

①用拇指指尖掐按内庭穴2～3分钟。

②用手指指腹按压大钟穴，左右各按揉1～3分钟。

③用手指指腹着力向下按揉大都穴，左右各按揉1～3分钟。

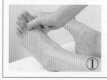

对症反射区按摩

（4）小肠反射区：位于双足足底中部凹入区域。

（2）降结肠反射区：位于左足足底中部第5跖骨底沿骰骨外缘至跟骨前缘。

（1）肛门反射区：位于左足足底跟骨前缘，乙状结肠及直肠反射区的末端。

（3）乙状结肠及直肠反射区：位于左足足底跟骨前缘呈一横带状区。

操作方法

①用单食指叩拳法顶压肛门反射区2~5分钟。

②用单食指叩拳法顶压降结肠反射区2~5分钟。

③用刮痧板刮压乙状结肠及直肠反射区2~5分钟。

④用拇指指腹按压小肠反射区2~5分钟。

痔疮

　　痔疮又称痔核，是肛肠科最常见的疾病。临床上分为3种类型：位于肛门齿线以上的为内痔，在肛门齿线外的为外痔，二者混合存在的称混合痔。外痔主要表现为局部感染炎或形成血栓外痔时，局部肿痛。内痔主要表现为便后带血，重者有不同程度的贫血。

养生足浴配方

【药方】槐花、黄柏、贯众、白头翁、马齿苋各30克。

【用法】将以上中药置于药罐，加清水3000毫升浸泡30分钟，武火煮沸后再转文火煎30分钟，滤除药渣，将药液倒入盆中，待药液温度不烫皮肤时，放入双足浸泡15分钟。

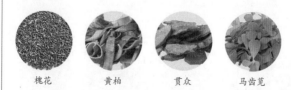

槐花　　　　黄柏　　　　贯众　　　　马齿苋

对症反射区按摩

治疗痔疮的反射区

（4）脾反射区：位于
左足足底第4、第5跖
骨之间。

（3）十二指肠反射区：
位于双足足底第1跖骨
底处，胰腺反射区的后
外方。

（1）肛门反射区：位于左
足足底跟骨前缘，乙状结
肠及直肠反射区的末端。

（2）小肠反射区：位于双
足足底中部凹入区域。

操作方法

①用单食指叩拳法顶压肛门反射区2~5分钟。

②用拇指指腹按压小肠反射区2~5分钟。

③用拇指指腹按压十二指肠反射区2~5分钟。

④用拇指指腹按压脾反射区2~5分钟。

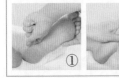

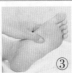
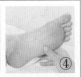

颈椎病

颈椎病多因颈椎骨、椎间盘及其周围纤维结构损害，致使颈椎间隙变窄，关节囊松弛，内平衡失调所致。主要临床表现为头、颈、肩、臂、上胸背疼痛或麻木、酸沉、放射性痛、头晕、无力，上肢及手感觉明显减退，部分患者有明显的肌肉萎缩。中医学认为本病多因督脉受损，经络闭塞，或气血不足所致。

养生足浴配方

【药方】透骨草、伸筋草各30克，血竭、川乌、半夏、桂枝、红花各10克。

【用法】将上述中药捣碎，放入药罐中，清水浸泡20分钟，加水1500毫升煮沸20分钟后去渣取汁。先用纱布蘸药浸洗患处，再调温后浴足。每天1~2次，每次30分钟，每天1剂，7天为1个疗程。

透骨草

伸筋草

血竭

桂枝

对症反射区按摩

治疗颈椎病的反射区

（2）斜方肌反射区：位于双足底眼、耳反射区的近心端，呈1横指宽的带状区。

（3）颈项反射区：位于双足拇趾根部横纹处。

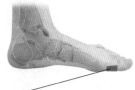

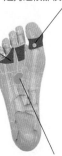

（1）颈椎反射区：位于双足拇趾根部内侧横纹尽头。

（4）肾反射区：位于双足足底部，第2跖骨与第3跖骨体之间，近跖骨底处。

操作方法

① 用手指掐按颈椎反射区2～5分钟。

② 用刮压法刮压斜方肌反射区2～5分钟。

③ 用拇指指腹按压颈项反射区2～5分钟。

④ 用拇指指腹按压肾反射区2～5分钟。

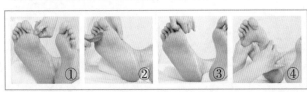

肩周炎

　　肩周炎是肩部关节囊和关节周围软组织的一种退行性、炎症性慢性疾病。主要临床表现为患肢肩关节疼痛，昼轻夜重，活动受限，日久肩关节肌肉可出现废用性萎缩。中医学认为本病多由气血不足，营卫不固，风、寒、湿之邪侵袭肩部经络，致使经脉收引，气血运行不畅而成，或因外伤劳损，经脉滞涩所致。

养生足浴配方

【药方】黄芪、威灵仙、地龙、桂枝、桑枝各30克，羌活、红花各15克。

【用法】将以上中药置于药罐，加清水3000毫升浸泡30分钟，武火煮沸后再转文火煎30分钟，滤除药渣，将药液倒入盆中，待水温不烫皮肤时，放入双足浸泡15分钟。

黄芪　　　　威灵仙　　　　地龙　　　　桂枝

对症反射区按摩

治疗肩周炎的反射区

（1）肩关节反射区：位于双足足底外侧，小趾骨与跖骨关节处。

（3）颈项反射区：位于双足拇趾根部横纹处。

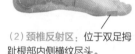

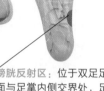

（2）颈椎反射区：位于双足拇趾根部内侧横纹尽头。

（4）膀胱反射区：位于双足足掌底面与足掌内侧交界处，足跟前方。

操作方法

①用拇指指腹按压肩关节反射区2~5分钟。

②用拇指指腹按压颈椎反射区2~5分钟。

③用拇指指腹按压颈项反射区2~5分钟。

④用刮压法刮压膀胱反射区2~5分钟。

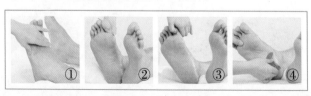

腰背痛

　　腰背痛，指脊柱骨和关节及其周围软组织等病伤的一种症状。日间劳累症状加重，休息后可减轻，日积月累，可使肌纤维变性，甚至少量撕裂，形成瘢痕或纤维索条或粘连，遗留长期慢性腰背痛。中医学认为本病多因感受寒湿、湿热等外邪，自身气滞血瘀、肾亏体虚或跌仆外伤所致。

养生足浴配方

【药方】桃仁30克，红花30克，川芎30克，赤芍30克，三七15克，杜仲15克。

【用法】将上述中药置于药罐，加清水3000毫升，武火煮沸后再转文火煎30分钟，除去药渣后倒入盆中，待水温不烫皮肤时，放入双足浸泡15分钟。

桃仁

红花

赤芍

三七

对症穴位按摩

治疗腰背痛的穴位

（1）跗阳穴：位于小腿后部，外踝后，昆仑穴直上3寸处。

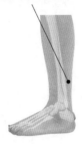

（2）申脉穴：位于足外侧部，外踝直下方凹陷中。

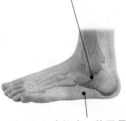

（3）金门穴：位于足背外侧，当外踝前缘直下，骰骨下缘凹陷处。

操作方法

①用拇指指腹按压跗阳穴3~5分钟。

②用拇指指腹按压申脉穴100~200次，力度适中。

③用拇指指腹按压金门穴3~5分钟。

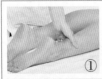
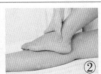
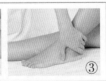

对症反射区按摩

治疗腰背痛的反射区

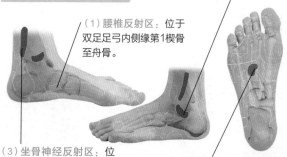

（1）腰椎反射区：位于双足足弓内侧缘第1楔骨至舟骨。

（2）髋关节反射区：位于双足内踝下缘及外踝下缘，呈弧形区域。

（3）坐骨神经反射区：位于双腿内踝关节与外踝关节后上方。

（4）肾反射区：位于双足足底部，第2跖骨与第3跖骨体之间，近跖骨底处。

操作方法

① 用拇指指腹按压腰椎反射区2～5分钟。

② 用单食指叩拳法顶压髋关节反射区2～5分钟。

③ 用拇指指腹按压坐骨神经反射区2～5分钟。

④ 用刮压法刮压肾反射区2～5分钟。

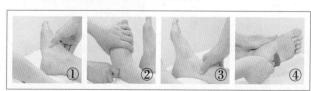

人老腿先老，足疗

中老年高发病

PART 6

人到中年疾病多，老来更是疾病缠身，
中老年时期，人体功能逐渐衰弱，免疫力和抵
抗力也随之下降，以至于大病小病接踵而来，
长期靠药物维持健康，
不少中老年人都成了"药罐子"
其实不只有吃药才能祛病，
坚持足疗也有很好的效果，每天用药水泡足，
按按足部穴位和反射区，也能祛病疗疾。

冠心病

　　冠心病是由冠状动脉发生粥样硬化，导致心肌缺血的疾病，它是中老年人心血管疾病中最常见的一种。临床上冠心病主要特征为心绞痛、心律不齐、心肌梗死及心力衰竭等，主要症状有：胸骨后疼痛，呈压榨样、烧灼样疼痛。中医学认为本病主要是因气滞血瘀所致，与心、肝、脾、肾诸脏腑功能失调有关。

养生足浴配方

【药方】黄麻30克，桂枝30克，泽兰30克，红花30克。

【用法】将上述中药置于药罐，加清水3000毫升，武火煮沸后再转文火煎30分钟，滤除药渣，将药液倒入盆中，待水温不烫皮肤时，放入双足浸泡15分钟。

黄麻

桂枝

泽兰

红花

对症穴位按摩

治疗冠心病的穴位

（1）足临泣穴：位于足背外侧，当足第4趾关节的后方，小趾伸肌腱的外侧凹陷处。

（2）地五会穴：位于足背外侧，当足第4趾本节的后方，第4、第5跖骨之间。

（3）足窍阴穴：位于足背第4趾末节外侧，距趾甲角0.1寸（指寸）。

操作方法

①用拇指指尖掐揉足临泣穴2～3分钟。

②用手指指尖按地五会穴2～3分钟。

③用手指指尖垂直掐按足窍阴穴3～5分钟。

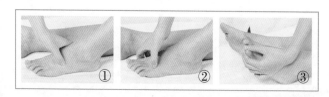

①　　②　　③

对症反射区按摩

治疗冠心病的反射区

（3）额窦反射区：位于10个足趾趾端约1厘米范围内。

（2）大脑反射区：位于双足拇趾趾腹全部。

（4）肾上腺反射区：位于双足足底部，第2、第3跖骨体之间，肾反射区前端。

（1）心反射区：位于左足足底第4跖骨与第5跖骨前段之间。

操作方法

①用拇指指腹按压心反射区2～5分钟。

②用手指掐按大脑反射区2～5分钟。

③用手指掐按额窦反射区2～5分钟。

④用拇指指腹按压肾上腺反射区2～5分钟。

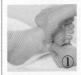
①

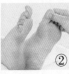
②

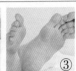
③

④

高血压

　　高血压是以动脉血压升高为主要临床表现的慢性全身血管性疾病，血压高于140/90mmHg即可诊断为高血压。本病早期无明显症状，部分患者会出现头晕、头痛、心悸、失眠、耳鸣、乏力、颜面潮红或肢体麻木等不适表现。中医学认为本病多因精神过度紧张，饮酒过量，嗜食肥甘厚味等不良生活习惯所致。

养生足浴配方

【药方】夏枯草、钩藤、菊花、桑叶各30克。

【用法】将上述中药置于药罐，加清水3000毫升，武火煮沸后再转文火煎20分钟，滤除药渣，将药液倒入盆中，待水温不烫皮肤时，放入双足浸泡15～30分钟。

夏枯草　　　　钩藤　　　　菊花　　　　桑叶

对症穴位按摩

治疗高血压的穴位

（1）照海穴：位于足内侧，内踝尖下1寸，内踝下缘边际凹陷中。

（3）太冲穴：位于足背侧，当第1、第2跖骨间隙的后方凹陷处。

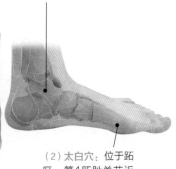

（2）太白穴：位于跖区，第1跖趾关节近端赤白肉际凹陷处。

操作方法

①用拇指指腹按压照海穴，左右各按压1～3分钟。

②用拇指指腹按压太白穴，左右各按压1～3分钟。

③用拇指指尖垂直掐按太冲穴1～3分钟。

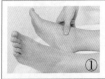
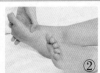
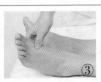

对症反射区按摩

治疗高血压的反射区

（2）内耳迷路反射区：位于双足足背第4跖骨和第5跖骨骨缝的前端。

（3）小脑及脑干反射区：位于双足拇趾根部外侧靠近第2节趾骨处。

（1）肝反射区：位于右足足底第4跖骨与第5跖骨前段之间。

（4）肾反射区：位于双足足底部，第2跖骨与第3跖骨体之间，近跖骨底处。

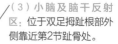

操作方法

①用拇指指腹按压肝反射区2~5分钟。

②用单食指叩拳法顶压内耳迷路反射区2~5分钟。

③用手指掐按小脑及脑干反射区2~5分钟。

④用拇指指腹按压肾反射区2~5分钟。

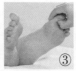

高脂血症

　　人体血清中的胆固醇、甘油三酯增高，或二者同时增高，称为高脂血症。高脂血症可引起一些严重危害人体健康的疾病，如脑卒中、冠心病、心肌梗死、心脏猝死等危险病症。平时应养成良好的生活习惯，戒烟，戒酒，加强体育锻炼，选择适合于自己的轻中度体育活动，劳逸结合。

养生足浴配方

【药方】制大黄10克，猪苓、泽泻各20克，何首乌、金樱子各25克，柴胡、郁金各15克，生甘草6克。

【用法】将上述中药置于药罐，加清水2500毫升煎至沸腾后，再煮20分钟，滤除药渣后随即倒入盆内，水温适宜后足浴15分钟。每天1~2次。

大黄

猪苓

泽泻

金樱子

对症穴位按摩

治疗高脂血症的穴位

（3）商丘穴：位于足内踝前下方凹陷中，当舟骨结节与内踝尖连线的中点处。

（1）太白穴：位于足内侧缘，当足大趾本节（第1跖趾关节）后下方赤白肉际凹陷处。

（2）公孙穴：位于足内侧缘，当第1跖骨基底部的前下方，赤白肉际处。

操作方法

①用拇指指腹按压太白穴，左右各按压1~3分钟。

②用拇指指尖垂直按压公孙穴，按揉1~3分钟。

③用拇指指尖掐按商丘穴100~200次，力度适中，有酸胀感为宜。

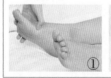 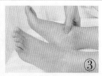

对症反射区按摩

治疗高脂血症的反射区

（1）肝反射区：位于右足足底第4跖骨与第5跖骨前段之间。

（2）胆囊反射区：位于右足足底第3、第4跖骨中段之间。

（3）胰腺反射区：位于双足足底第1跖骨体中下段胃反射区与十二指肠反射区之间靠内侧。

（4）肾反射区：位于双足足底部，第2跖骨与第3跖骨体之间，近跖骨底处。

操作方法

①用单食指叩拳法顶压肝反射区2~5分钟。

②用刮压法刮压胆囊反射区2~5分钟。

③用拇指指腹按压胰腺反射区2~5分钟。

④用拇指指腹按压肾反射区2~5分钟。

 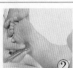 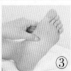

耳鸣、耳聋

耳鸣指患者自觉耳内鸣响，如闻蝉声，或如潮声。耳聋指不同程度的听觉减退，甚至消失。耳鸣可伴有耳聋，耳聋亦可由耳鸣发展而来。中医学认为，二者临床表现和伴发症状虽有不同，但其病因病机却有许多相似之处，均与肾有密切的关系。内因多为恼怒、惊恐，肝胆风火上逆，以致少阳经气闭阻所致；外因多由风邪侵袭，壅遏清窍所致。

养生足浴配方

【药方】桑叶100克，制首乌60克，川芎20克。

【用法】将上述中药择净置于药罐，加清水2000毫升浸泡30分钟，煮20分钟后取汁，待水温适宜后，足浴30分钟。每天1次。

桑叶　　　　　制首乌　　　　川芎

对症穴位按摩

治疗耳鸣耳聋的穴位

（3）地五会穴：位于足背外侧，当足第4跖趾关节的后方，第4、第5跖骨之间。

（2）侠溪穴：位于足背外侧，当第4、第5趾间，趾蹼缘后方赤白肉际处。

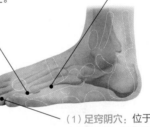

（1）足窍阴穴：位于双足足背第4趾末节外侧，距趾甲角0.1寸。

操作方法

①用手指指尖垂直掐按足窍阴穴3~5分钟。

②用拇指指腹按压侠溪穴5~6分钟，力度适中。

③用指尖掐按地五会穴2~3分钟，以局部温热为宜。

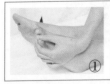 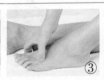

对症反射区按摩

治疗耳鸣耳聋的反射区

（2）内耳迷路反射区：
位于双足足背第4跖骨和
第5跖骨骨缝的前端。

（4）额窦反射区：位
于10个足趾的趾端约1
厘米范围内。

（1）耳反射区：位于
双足第4趾与第5趾中
部和根部。

（3）肾反射区：位于双足足
底第2跖骨与第3跖骨体之
间，近跖骨底处。

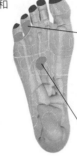

操作方法

①用拇指指腹按压或掐按耳反射区2~5分钟。

②用单食指叩拳法顶压内耳迷路反射区2~5分钟。

③用单食指叩拳法顶压或刮压肾反射区2~5分钟。

④用手指掐按额窦反射区2~5分钟。

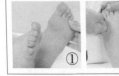 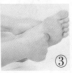 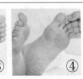

动脉硬化

　　动脉硬化是动脉的一种非炎症性病变，可导致动脉管壁增厚、变硬，失去弹性、管腔狭窄。动脉硬化是随着年龄增长而出现的血管疾病，通常在中青年时期发生，至中老年时期加重、发病。

养生足浴配方

【药方】焦山楂、生黄芪各15克，荷叶3克，泽泻10克，生姜2片，生甘草3克。

【用法】将上述中药置于药罐，加清水2500毫升煎煮至沸腾后再煮20分钟，除去药渣后随即倒入盆内，待水温适宜时浸泡双足15分钟。每天1～2次。

黄芪

荷叶

泽泻

生姜

对症反射区按摩

治疗动脉硬化的反射区

（3）大脑反射区：位于双足拇趾趾腹全部。

（1）肾上腺反射区：位于双足足底部，第2、第3跖骨间，肾反射区前端。

（4）腹腔神经丛反射区：位于双足足底第2至第4跖骨处，肾反射区周围的椭圆区域。

（2）心反射区：位于左足足底第4跖骨与第5跖骨前段间。

操作方法

①用手指掐按肾上腺反射区2~5分钟。

②用拇指指腹按压心反射区2~5分钟。

③用手指掐按大脑反射区2~5分钟。

④用手指掐按腹腔神经丛反射区2~5分钟。

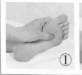 ①
 ②
 ③
 ④

中风后遗症

中风（又称脑卒中）是以突然口眼㖞斜、言语含糊不清、肢体出现运动障碍、半身不遂、不省人事为特征的一类疾病。中医学认为，本病多为平时气血虚衰，心、肝、肾三经阴阳失调，情志郁结、起居失宜所致。

养生足浴配方

【药方】吴茱萸20克，夏枯草20克，川牛膝20克，桃仁15克。

【用法】将上述中药置于药罐，加清水3000毫升，武火煮沸后再转文火煎20分钟，滤除药渣倒入盆中，待水温不烫皮肤时放入双足浸泡15～30分钟。

吴茱萸

夏枯草

川牛膝

桃仁

对症反射区按摩

治疗中风后遗症的反射区

（1）额窦反射区：位于足部10个足趾趾端约1厘米范围内。

（2）大脑反射区：位于双足拇趾趾腹全部。

（3）小脑及脑干反射区：位于双足拇趾根部外侧靠近第2节趾骨处。

（4）心反射区：位于左足足底第4跖骨与第5跖骨前段之间，在肺及支气管反射区后方。

操作方法

①用手指掐按额窦反射区2~5分钟。

②用手指掐按大脑反射区2~5分钟。

③用手指掐按小脑及脑干反射区2~5分钟。

④用拇指指腹按压心反射区2~5分钟。

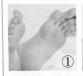 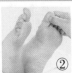 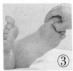

腰椎骨质增生

腰椎骨质增生是一种慢性、进展性关节病变，以腰3、腰4最为常见。如压迫性坐骨神经可引起坐骨神经炎，出现患肢剧烈麻痛、灼痛、抽痛、串痛、向整个下肢放射。如果为急性期，患者应避免过度劳累，必要时可适当卧床休息，通过休息来减少受累关节的机械性刺激。

养生足浴配方

【药方】乳香、没药、红花、全蝎各30克，威灵仙、杜仲各20克。

【用法】将以上中药置于药罐，加清水3000毫升，浸泡30分钟，武火煮沸后再转文火煎30分钟，滤除药渣，将药液倒入盆中，待水温不烫皮肤时，放入双足浸泡15分钟。

乳香　　　　没药　　　　红花　　　　全蝎

对症反射区按摩

治疗腰椎骨质增生的反射区

（1）肾反射区：位于双足足底部，第2跖骨与第3跖骨体之间，近跖骨底处。

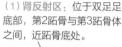
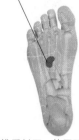

（3）内侧坐骨神经反射区：位于双腿内踝关节后上方起，沿胫骨后缘上行至胫骨内侧下。

（2）髋关节反射区：位于双足内踝下缘及外踝下缘，呈弧形区域。

（4）腰椎反射区：位于双足弓内侧缘第1楔骨至舟骨。

操作方法

①用拇指指腹推压肾反射区2~5分钟。

②用拇指指腹按压髋关节反射区2~5分钟。

③用拇指指腹按压内侧坐骨神经反射区2~5分钟。

④用拇指指腹按压腰椎反射区2~5分钟。

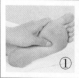

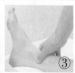
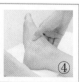

膝关节痛

膝关节痛指由各种原因引起的膝关节部位疼痛的一种疾病。膝关节发生病变，膝关节受寒冷刺激，运动不当造成扭伤，走路习惯不良等，都会引起膝关节痛。患者膝关节一般会出现钝痛，并伴有沉重感、酸胀感、瘀滞感、活动不适等，可能还会累及腘窝、小腿以及踝关节等部位。

养生足浴配方

【药方】鸡血藤、威灵仙、伸筋草各30克，桃仁、川芎各20克，海桐皮、五加皮各15克。

【用法】将上述中药置于药罐，加清水3000毫升，武火煮沸后再转文火煎30分钟，滤除药渣，药液倒入盆中，待水温不烫皮肤时，放入双足浸泡15分钟。

鸡血藤　　　威灵仙　　　伸筋草　　　桃仁

对症穴位按摩

治疗膝关节痛的穴位

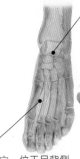

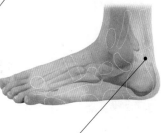

（2）解溪穴：位于小腿与足背交界处的横纹中央凹陷处，拇长伸肌腱与趾长伸肌腱之间。

（1）太冲穴：位于足背侧，当第1、第2跖骨间隙的后方凹陷处。

（3）昆仑穴：位于外踝后方，当外踝尖与跟腱之间的凹陷处。

操作方法

①用指尖垂直掐按太冲穴1～3分钟。

②用手指指腹推按解溪穴2～3分钟。

③用拇指指腹按压昆仑穴100～200次。

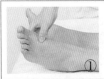

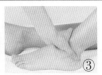

对症反射区按摩

治疗膝关节痛的反射区

（2）内侧坐骨神经反射区：位于双腿内踝关节后上方起，沿胫骨后缘上行至胫骨内侧下。

（3）股部反射区：位于双足足底外缘结节，上接骰骨与第5跖骨连接处的带状区域。

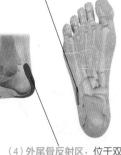

（1）膝关节反射区：位于双足外侧骰骨与跟骨前缘所形成的凹陷处。

（4）外尾骨反射区：位于双足外侧，沿跟骨结节向后方外侧的一带状区域。

操作方法

①用拇指指腹按压或掐按膝关节反射区2～5分钟。

②用拇指指腹推压内侧坐骨神经反射区2～5分钟。

③用单食指叩拳法顶压或指尖掐按股部反射区2～5分钟。

④用刮痧板刮压外尾骨反射区2～5分钟。

  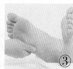 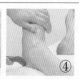

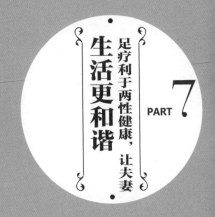

PART 7

生活更和谐

足疗利于两性健康，让夫妻

当今社会，由于人们认知程度的提高，
人们的性观念已发生改变，
妇科病、男科病患者不再藏着掖着，
不再讳疾忌医，他们通过各种渠道，
及时了解自己的病情，就诊治疗。
本章介绍了多种两性常见疾病的足疗方法，
让您在家也能轻松祛病，让夫妻生活更和谐。

月经不调

子宫内膜发生周期性剥落出血的生理现象称为月经。女性第一次月经称初潮。现代女性月经初潮平均年龄为12.5岁，绝经年龄通常为45岁至55岁。月经不调是指由卵巢功能不正常所引起月经周期超前或延后，行经日期紊乱以及经量过多或过少的非正常生理现象。

养生足浴配方

【药方】生地黄20克，桃仁15克，红花15克，川芎15克，赤芍15克，柴胡15克，枳壳10克。

【用法】将上述中药置于药罐，加清水3000毫升，武火煮沸后再转文火煎半30分钟，滤除药渣，药液倒入盆中，待温度适宜时放入双足浸泡15～30分钟。

生地黄

桃仁

红花

赤芍

对症穴位按摩

治疗月经不调的穴位

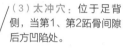

（3）太冲穴：位于足背侧，当第1、第2跖骨间隙后方凹陷处。

（1）隐白穴：位于足大趾末节内侧，距趾甲角0.1寸（指寸）。

（2）行间穴：位于足背侧，当第1、第2趾间，趾蹼缘的后方赤白肉际处。

操作方法

①用拇指指腹垂直掐按隐白穴，左右各掐按1~3分钟。

②用拇指指尖掐按行间穴，左右各掐按1~3分钟。

③用指尖垂直掐按太冲穴1~3分钟。

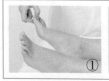
①

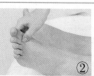
②

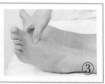
③

对症反射区按摩

治疗月经不调的反射区

（4）肾反射区：位于双足足底第2跖骨与第3跖骨体之间，近跖骨底处。

（1）下腹部反射区：位于双小腿腓骨外侧后方，自足踝骨后方向上延伸4横指的带状区域。

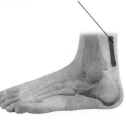

（2）子宫反射区：位于双足足跟骨内侧内踝后下方的类似三角形区域。

（3）生殖腺反射区：位于双足足底跟骨中央处。

操作方法

①用拇指指腹按压下腹部反射区2～5分钟。

②用单食指叩拳法顶压子宫反射区2～5分钟。

③用单食指叩拳法顶压生殖腺反射区2～5分钟。

④用手指掐按肾反射区2～5分钟。

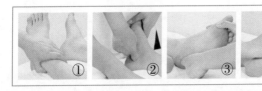

痛经

　　女性在经期或行经前后出现周期性小腹疼痛，或痛引腰骶，甚至剧痛晕厥，称为"痛经"。原发性痛经指生殖器官并没有明显异常而出现的痛经现象；继发性痛经则是由于生殖器官的病变而导致的痛经。

养生足浴配方

【药方】艾叶60克，生姜30克，川芎20克。

【用法】将上述中药置于药罐，加清水浸泡30分钟，再加清水至2000毫升煎煮20分钟，除渣取汁倒入足浴桶，调好水温，睡前足浴30分钟。每天1剂，月经前开始足浴，至月经结束停止足浴。

| 艾叶 | 生姜 | 川芎 |

对症穴位按摩

治疗痛经的穴位

（2）大敦穴：位于足拇趾末节外侧，距趾甲角0.1寸（指寸）。

（3）然谷穴：位于足内侧，舟骨粗隆下方，赤白肉际处。

（2）太冲穴：位于足背侧，当第1、第2跖骨间隙的后方凹陷处。

操作方法

①用手指指尖掐按太冲穴，左右各按1～3分钟。

②用手指指尖垂直掐按大敦穴，左右各按1～3分钟。

③用拇指指腹由上向下推压然谷穴，左右各推压1～3分钟，有酸胀感为宜。

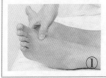
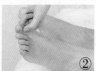
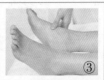

对症反射区按摩

治疗痛经的反射区

（1）下腹部反射区：位于双小腿腓骨外侧后方，自足踝骨后方向上延伸4横指的带状区域。

（3）生殖腺反射区：位于双足足底跟骨中央处。

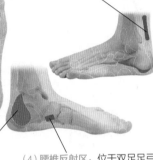

（2）子宫反射区：位于双足足跟骨内侧内踝后下方的类似三角形区域。

（4）腰椎反射区：位于双足足弓内侧缘，第1楔骨至舟骨，前接胸椎反射区，后连骶骨反射区。

操作方法

①用刮痧板刮压或拇指掐按下腹部反射区2～5分钟。

②用单食叩拳法顶压子宫反射区2～5分钟。

③用指尖掐按生殖腺反射区2～5分钟。

④用拇指指腹推压腰椎反射区2～5分钟。

闭经

　　闭经指女子年满18岁，而月经尚未初潮，或已来月经又中断达3个月以上。气血亏虚者月经来潮后闭塞，头晕耳鸣、腰膝酸软；阴虚内热者是月经逐渐变少，最后闭经，五心烦热、潮热盗汗；气滞血瘀者闭经还会伴有胸胁、小腹胀痛。

养生足浴配方

【药方】蒲黄30克，五灵脂30克，益母草30克，茜草30克，三七30克。

【用法】先将蒲黄装入布袋扎紧袋口，连同上述中药一同置于药罐，加清水3000毫升，武火煮沸后再转文火煎30分钟，滤除药渣，将药液倒入盆中，待温度不烫皮肤时放入双足浸泡15分钟。

蒲黄

五灵脂

益母草

茜草

对症穴位按摩

治疗闭经的穴位

（2）然谷穴：位于足内侧，舟骨粗隆下方，赤白肉际处。

（3）太溪穴：位于足内侧，内踝后方，当内踝尖与跟腱之间的凹陷处。

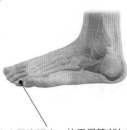

（1）足窍阴穴：位于足第4趾末节外侧，距趾甲角0.1寸（指寸）。

操作方法

①用手指指尖垂直掐按足窍阴穴3~5分钟。

②用拇指用力推压然谷穴100~200次。

③用拇指指腹按压太溪穴100~200次。

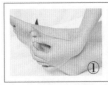
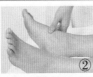
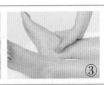

对症反射区按摩

治疗闭经的反射区

(2)子宫反射区：位于双足足跟骨内侧内踝后下方的类似三角形区域。

(4)下腹部反射区：位于双小腿腓骨外侧后方，自足踝骨后方向上延伸4横指的带状区域。

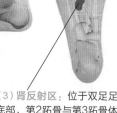

(1)尿道、阴道反射区：位于双足足跟内侧，自膀胱反射区向上斜穿子宫反射区的一条带状反射区。

(3)肾反射区：位于双足足底部，第2跖骨与第3跖骨体之间，近跖骨底处。

操作方法

①用拇指指腹按压尿道、阴道反射区2~5分钟。

②用手指掐按子宫反射区2~5分钟。

③用刮痧板刮压或拇指指腹按压肾反射区2~5分钟。

④用拇指指腹按压下腹部反射区2~5分钟。

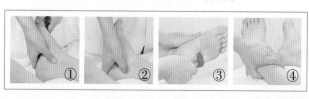

乳腺增生

乳腺增生，其症状主要是乳房周期性疼痛。起初为弥漫性胀痛，乳房外上侧及中上部触痛明显，月经前疼痛加剧，月经后疼痛减退或消失。严重者经前经后均呈持续性疼痛，有时疼痛向腋部、肩背部、上肢等处放射。

养生足浴配方

【药方】橘皮、橘核各30克，柴胡、郁金、青皮各20克，枳壳15克。

【用法】将上述中药置于药罐，加清水2000毫升浸泡30分钟，煎煮20分钟，取汁弃渣，趁热用毛巾蘸药汁热敷乳房10分钟，剩余药汁调好水温足浴30分钟，月经前一周开始至月经结束为止。

橘皮　　　柴胡　　　郁金　　　青皮

对症穴位按摩

治疗乳腺增生的穴位

（1）地五会穴：位于足背外侧，当第4跖趾关节的后方，第4、第5跖骨间。

（2）太冲穴：位于足背侧，当第1、第2跖骨间隙的后方凹陷处。

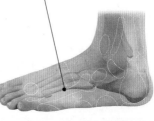

（3）行间穴：位于足背侧，当第1、第2趾间，趾蹼缘后方赤白肉际处。

操作方法

①用指尖掐按地五会穴2～3分钟，以局部温热为宜。

②用手指指尖垂直掐按太冲穴1～3分钟。

③用拇指指尖掐按行间穴，左右各1～3分钟。

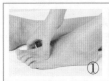
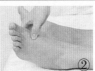
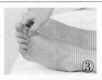

对症反射区按摩

治疗乳腺增生的反射区

(2)胸部淋巴结反射区：
位于双足足背第1跖骨及
第2跖骨间缝处。

(3)肾上腺反射区：位
于双足足底部，第2、
第3跖间，肾反射区
前端。

(4)肝反射区：位于
右足足底第4跖骨与
第5跖骨前段之间。

(1)胸（乳房）反射区：位于双足足背第
2、第3、第4跖骨所形成的带状区域。

操作方法

①用拇指指腹按压胸（乳房）反射区2~5分钟。

②用手指掐按胸部淋巴结反射区2~5分钟。

③用拇指指腹按压或指尖掐按肾上腺反射区2~5分钟。

④用刮痧板刮压肝反射区2~5分钟。

   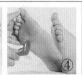

盆腔炎

盆腔炎指女性上生殖器及其周围组织的炎症，主要包括子宫内膜炎、输卵管炎、输卵管卵巢脓肿、盆腔腹膜炎。经期卫生不良、产后或流产后感染，以及宫腔内手术操作后感染等是引起盆腔炎的常见病因。

养生足浴配方

【药方】 蒲公英、大血藤各30克，桃仁、红花、乳香、没药、元胡各15克，三棱、皂角刺、白芷各10克。

【用法】 将以上中药置于药罐，加清水3000毫升浸泡30分钟，武火煮沸后再转文火煎30分钟，滤除药渣，药液倒入盆中，待水温不烫皮肤时足浴15分钟。

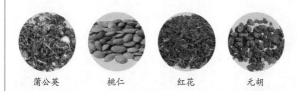

蒲公英　　桃仁　　红花　　元胡

对症反射区按摩

治疗盆腔炎的反射区

（2）子宫反射区：位于双足足跟骨内侧内踝后下方的类似三角形区域。

（3）肾反射区：位于双足足底第2跖骨与第3跖骨间，近跖骨底处。

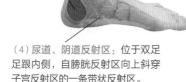

（4）尿道、阴道反射区：位于双足足跟内侧，自膀胱反射区向上斜穿子宫反射区的一条带状反射区。

（1）生殖腺反射区：位于双足足底跟骨中央处。

操作方法

①用拇指指腹按压生殖腺反射区2～5分钟。

②用手指掐按子宫反射区2～5分钟。

③用手指掐按肾反射区2～5分钟。

④用拇指指腹按压尿道、阴道反射区2～5分钟。

①　　　　　　②　　　　　　③　　　　　　④

带下病

　　白带指女性阴道内白色或淡黄色分泌物。女性在青春期、月经期、妊娠期时，白带可能增多，这些都属正常现象。如果白带比平时增多，颜色异常，有特别的腥臭味，并且伴有阴部瘙痒症状，则是带下。带下是指女子带下量明显增多，颜色、气味异常，或腰酸怕冷、小便清长，或腹痛、便干的一种疾病。

养生足浴配方

【药方】苦参30克，白鸡冠花30克。

【用法】将上述中药置于药罐，加清水浸泡30分钟，再加水至2000毫升煎至水剩1/2，去渣取汁，与热水共同倒入盆中，待水温适中，足浴30分钟，每天1次。

苦参　　　　　　白鸡冠花

对症反射区按摩

治疗带下病的反射区

（1）下腹部反射区：位于双小腿腓骨外侧后方，自足踝骨后方向上延伸4横指的带状区域。

（3）肾上腺反射区：位于双足足底第2、第3跖骨体间，肾反射区前端。

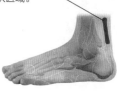

（2）子宫反射区：位于双足足跟骨内侧内踝后下方的类似三角形区域。

（4）肾反射区：位于双足足底第2跖骨与第3跖骨间，近跖骨底处。

操作方法

①用手指掐按下腹部反射区2～5分钟。

②用单食指叩拳法顶压子宫反射区2～5分钟。

③用单食指叩拳法顶压肾上腺反射区2～5分钟。

④用拇指指腹按压肾反射区2～5分钟。

子宫肌瘤

　　子宫肌瘤，又称子宫平滑肌瘤，是女性生殖器最常见的一种良性肿瘤，主要症状包括腹痛、月经改变、白带增多、阴道出血、贫血、低血糖症，以及腹部触及肿物有压迫症状等。平时应少食高脂食物，忌食辛辣、冰冻等刺激性的食物。注意保持外阴清洁干燥，防止感染。

养生足浴配方

【药方】白花蛇舌草、半枝莲、土茯苓、山慈菇各20克。

【用法】将以上中药置于药罐，加清水3000毫升，煎沸15分钟，滤除药渣，将药液倒入盆中，待水温不烫皮肤时，放入双足浸泡30分钟。

白花蛇　　　　半枝莲　　　　土茯苓

对症反射区按摩

治疗子宫肌瘤的反射区

(2)下身淋巴结反射区：位于双足足背内侧踝骨前。

(3)肾上腺反射区：位于双足足底第2、第3跖骨体之间，肾反射区前端。

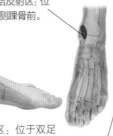

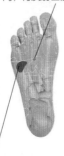

(1)子宫反射区：位于双足足跟骨内侧内踝后下方的类似三角形区域。

(4)肝反射区：位于右足足底第4跖骨与第5跖骨前段间。

操作方法

①用单食指叩拳法顶压子宫反射区2~5分钟。

②用拇指指腹按压下身淋巴结反射区2~5分钟。

③用拇指指腹按压肾上腺反射区2~5分钟。

④用拇指指腹按压肝反射区2~5分钟。

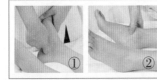

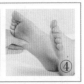

不孕症

　　不孕症指夫妇同居而未避孕，经过较长时间不怀孕者。临床上将不孕症分原发性不孕症和继发性不孕症两种。同居3年以上未受孕者，称原发性不孕症；婚后曾有过妊娠，相距3年以上未受孕者，称继发性不孕症。不孕是由很多因素引起的，多由于流产、妇科疾病、压力过大和减肥等引起。

养生足浴配方

【材料】芡实、肉桂、淫羊藿、菟丝子、巴戟天各30克。

【用法】将以上中药置于药罐，加清水3000毫升泡30分钟，武火煮沸后再转文火煎30分钟，滤除药渣，药液倒入盆中，待水温不烫皮肤时放入双足浸泡15～30分钟。

芡实　　　　肉桂　　　　淫羊藿　　　　巴戟天

对症反射区按摩

治疗不孕症的反射区

（4）垂体反射区：位于双拇趾趾腹中央隆起部位，脑反射区深处。

（2）下腹部反射区：位于双小腿腓骨外侧后方，自足踝骨后方向上延伸4横指的带状区域。

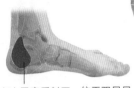
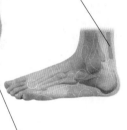

（3）子宫反射区：位于双足足跟骨内侧内踝后下方的类似三角形区域。

（1）腹腔神经丛反射区：位于双足足底第2至第4跖骨处，分布在肾反射区周围的椭圆区域。

操作方法

①用拇指指腹按压腹腔神经丛反射区2～5分钟。

②用手指掐按下腹部反射区2～5分钟。

③用拇指指腹按压子宫反射区2～5分钟。

④用手指掐按垂体反射区2～5分钟。

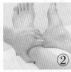
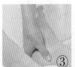
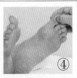

① ② ③ ④

阴道炎

阴道炎指阴道黏膜及黏膜下结缔组织的炎症，是妇科常见疾病。临床上阴道炎以白带的性状发生改变及外阴瘙痒灼痛为主要表现，感染累及尿道时，可有尿痛、尿急等症状。预防阴道炎，平时就应注意保持外阴清洁干燥，避免搔抓。

养生足浴配方

【药方】龙胆草30克，黄柏30克，栀子30克，柴胡10克，木通10克，泽泻10克。

【用法】将上述中药置于药罐，加清水3000毫升，武火煮沸转文火煎30分钟，滤除药渣，待温度不烫皮肤时放入双足浸泡15分钟。

龙胆草　　　　黄柏　　　　栀子　　　　柴胡

对症穴位按摩

治疗阴道炎的穴位

（1）照海穴：位于足内侧，内踝尖下1寸，内踝下缘边际凹陷中。

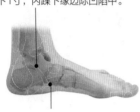

（2）复溜穴：位于小腿内侧，太溪直上2寸，跟腱前方。

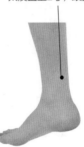

（3）然谷穴：位于足内侧，足舟骨粗隆下方，赤白肉际处。

操作方法

①用手指指腹按压照海穴，左右各1～3分钟。

②用手指指腹按压复溜穴，左右各1～3分钟。

③用拇指用力推压然谷穴2～3分钟。

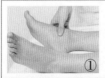

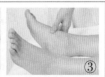

对症反射区按摩

治疗阴道炎的反射区

（1）尿道、阴道反射区：位于双足足跟内侧，自膀胱反射区向上斜穿子宫反射区的一条带状反射区。

（2）下身淋巴结反射区：位于双足足背内侧踝骨前，由距骨、舟骨构成的凹陷处。

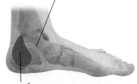

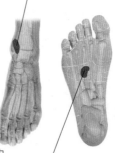

（4）子宫反射区：位于双足足跟骨内侧内踝后下方的类似三角形区域。

（3）肾反射区：位于双足足底第2跖骨与第3跖骨间，近距骨底处。

操作方法

①用拇指指腹按压或推压尿道、阴道反射区2～5分钟。

②用单食指叩拳法顶压下身淋巴结反射区2～5分钟。

③用拇指指腹按压或指尖掐按肾反射区2～5分钟。

④用单食指叩拳法顶压子宫反射区2～5分钟。

围绝经期综合征

　　围绝经期综合征（又称更年期综合征），是更年期女性卵巢功能减退，自主神经功能紊乱，进而出现的一系列症状，如目眩耳鸣、月经变化、面色潮红、心悸、失眠、乏力、抑郁、多虑、烦躁易怒、五心烦热、倦怠乏力、面目及下肢水肿，甚至出现情志失常等。

养生足浴配方

【药方】黄精20克，首乌20克，桑椹20克，女贞子20克，墨旱莲20克。

【用法】将上述中药置于药罐，加清水3000毫升，武火煮沸后再转文火煎30分钟，滤除药渣，药液倒入盆中，待水温不烫皮肤时放入双足浸泡15分钟。

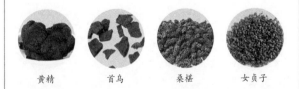

黄精　　　　首乌　　　　桑椹　　　　女贞子

对症穴位按摩

治疗围绝经期综合征的穴位

（3）太冲穴：位于足背侧，当第1、第2跖骨间隙的后方凹陷处。

（1）涌泉穴：位于足底第2、第3趾趾缝纹头端与足跟连线前1/3与后2/3交点处。

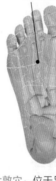

（2）大敦穴：位于足拇趾末节外侧，距趾甲角0.1寸（指寸）。

操作方法

①用拇指指腹反复推搓涌泉穴3分钟。

②用拇指指尖掐按大敦穴2~3分钟。

③用手指指尖垂直掐按太冲穴1~2分钟。

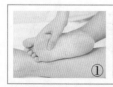

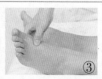

对症反射区按摩

治疗围绝经期综合征的反射区

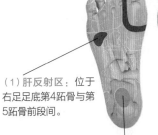

（3）甲状腺反射区：位于双足足底第1跖骨与第2跖骨间前半部，呈"L"形带状。

（1）肝反射区：位于右足足底第4跖骨与第5跖骨前段间。

（2）脾反射区：位于左足足底第4、第5跖骨间。

（4）生殖腺反射区：位于双足足底跟骨中央处。

操作方法

①用拇指指腹按压肝反射区2~5分钟。

②用拇指指腹推压脾反射区2~5分钟。

③用拇指指腹按压甲状腺反射区2~5分钟。

④用单食指叩拳法顶压生殖腺反射区2~5分钟。

性欲减退

　　性欲减退，指由于疾病、精神、年龄等因素导致的性欲缺乏，即对性生活缺乏兴趣。性欲减退的主要生理症状体现在：对性爱抚无反应或快感反应不足；无性爱快感或快感不足、迟钝、缺乏性高潮；性器官发育不良或性器官萎缩、老化，细胞缺水、活性不足等。

养生足浴配方

【药方】淫羊藿20克，夜交藤50克，川椒15克。

【用法】将上述中药置于药罐，加清水2000毫升，煎煮20分钟，滤除药渣，药液倒入盆中，待水温不烫皮肤时放入双足浸泡30分钟。

淫羊藿　　　　　夜交藤　　　　　川椒

对症穴位按摩

治疗性欲减退的穴位

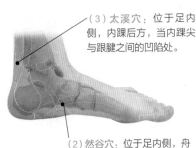

（1）涌泉穴：位于足底第2、第3趾趾缝纹头端与足跟连线前1/3与后2/3交点处。

（3）太溪穴：位于足内侧，内踝后方，当内踝尖与跟腱之间的凹陷处。

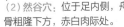

（2）然谷穴：位于足内侧，舟骨粗隆下方，赤白肉际处。

操作方法

①用拇指指腹反复推搓涌泉穴3分钟。

②用拇指指腹由上向下推压然谷穴1~3分钟。

③用拇指指腹按压太溪穴100~200次。

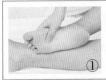

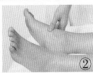

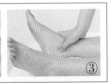

对症反射区按摩

治疗性欲减退的反射区

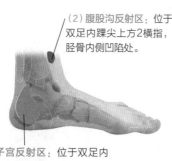

(2)腹股沟反射区：位于双足内踝尖上方2横指，胫骨内侧凹陷处。

(3)子宫反射区：位于双足内踝后下方的类似三角形区域。

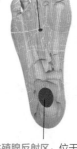

(4)肾上腺反射区：位于双足足底第2、第3跖骨间，肾反射区前端。

(1)生殖腺反射区：位于双足足底跟骨中央处。

操作方法

①用单食指叩拳法顶压生殖腺反射区2~5分钟。

②用拇指指腹按压腹股沟反射区2~5分钟。

③用指尖掐按或刮压子宫反射区2~5分钟。

④用单食指叩拳法顶压肾上腺反射区2~5分钟。

①

②

③

④

遗精

　　遗精指无性交而精液自行外泄的一种男性疾病。睡眠时精液外泄为梦遗，清醒时精液外泄为滑精，无论是梦遗还是滑精统称为遗精。一般成人男性遗精一周不超过1次属正常的生理现象；如果一周数次或一日数次，并伴有精神萎靡、腰酸腿软、心慌气喘，则属于病理性遗精。

养生足浴配方

【药方】生姜50克，艾叶50克。

【用法】将上述中药置于药罐，加清水3000毫升，武火煮沸后再转文火煎30分钟，滤除药渣，待水温不烫皮肤时放入双足浸泡15～30分钟，每天1次。

生姜

艾叶

对症穴位按摩

治疗遗精的穴位

（3）太冲穴：位于
足背侧，当第1、
第2跖骨间隙的后
方凹陷处。

（2）三阴交穴：位于小腿
内侧，内踝尖上3寸，胫
骨内侧面后缘。

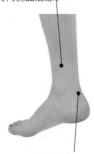

（1）大钟穴：位于足内侧，内
踝后下方，当跟腱附着部的内
侧前方凹陷处。

操作方法

①用拇指指尖垂直掐按太冲穴1～3分钟。

②用拇指指尖垂直按压三阴交穴，左右各按1～3分钟。

③用手指指腹按压大钟穴1～3分钟。

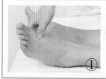

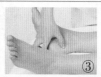

对症反射区按摩

治疗遗精的反射区

（2）肾反射区：位
于双足足底第2跖
骨与第3跖骨间，
近跖骨底处。

（1）前列腺反射区：位于双足
足跟骨内侧，内踝后下方类似
三角形区域。

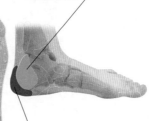

（3）生殖腺反射区：
位于双足足底跟骨中央处。

（4）内尾骨反射区：位于双足
跟内侧，沿跟骨结节向后内侧
呈"L"形区域。

操作方法

①用单食指叩拳法顶压前列腺反射区2~5分钟。

②用单食指叩拳法顶压肾反射区2~5分钟。

③用单食指叩拳法顶压生殖腺反射区2~5分钟。

④用拇指指腹按压内尾骨反射区2~5分钟。

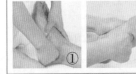 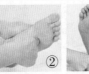 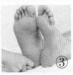

早泄

　　早泄指男性性交时间极短，或阴茎插入阴道就射精，随后阴茎即疲软，不能正常进行性交的一种病症，是一种最常见的男性性功能障碍。中医学认为该病症多由于房事过度或频繁手淫，导致肾精亏耗，肾阴不足，相火偏亢，或体虚赢弱，虚损遗精日久，肾气不固，以致肾阴阳俱虚所致。

养生足浴配方

【药方】 鲜马兰头、蒲公英、车前草各500克（或干品各200克）。

【用法】 将上述中药择净，切碎，置于药罐，加清水2000毫升煮沸20分钟，取汁弃渣，待水温适宜时足浴15~30分钟，每天睡前足浴1次，连续足浴15天左右。

鲜马兰头

蒲公英

车前草

对症穴位按摩

治疗早泄的穴位

（2）太溪穴：位于足内侧，内踝后方，内踝尖与跟腱之间的凹陷处。

（1）涌泉穴：位于足底第2、第3趾趾缝纹头端与足跟连线前1/3与后2/3交点处。

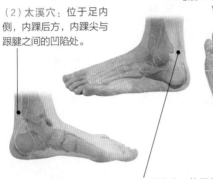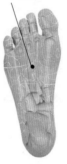

（3）昆仑穴：位于外踝后方，当外踝尖与跟腱之间的凹陷处。

操作方法

①用拇指指腹反复推压涌泉穴3分钟。

②用拇指指腹按压太溪穴100～200次。

③用拇指指腹按压昆仑穴100～200次。

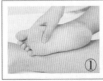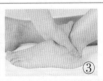

对症反射区按摩

治疗早泄的反射区

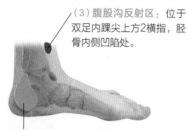

(3)腹股沟反射区：位于双足内踝尖上方2横指，胫骨内侧凹陷处。

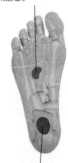

(2)肾反射区：位于双足足底第2跖骨与第3跖骨间，近跖骨底处。

(4)前列腺反射区：位于双足足跟骨内侧，内踝后下方的类似三角形区域。

(1)生殖腺反射区：位于双足足底跟骨中央处。

操作方法

①用拇指指腹按压生殖腺反射区2~5分钟。

②用手指掐按肾反射区2~5分钟。

③用拇指指腹推压或食指顶压腹股沟反射区2~5分钟。

④用单食指叩拳法顶压前列腺反射区2~5分钟。

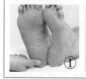
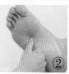

①　②　③　④

阳痿

阳痿即勃起功能障碍，指男性企图性交时，阴茎勃起硬度不足以插入阴道，或阴茎勃起硬度维持时间不足以完成满意的性生活的病症。男性阴茎勃起是一个复杂的过程，与人体大脑、激素、情感、神经、肌肉和血管等都有关联。存在上述一个或多个原因都有可能导致男性勃起功能障碍。

养生足浴配方

【药方】杜仲15克，桑寄生10克，锁阳10克，桂枝10克。

【用法】将上述中药置于药罐，加清水3000毫升，武火煮沸后再转文火煎30分钟，滤除药渣倒入盆中，待水温适宜后放入双足浸泡15分钟。

| 杜仲 | 桑寄生 | 锁阳 |

对症穴位按摩

治疗阳痿的穴位

（1）阳陵泉穴：位于小腿外侧，腓骨小头前下方的凹陷中。

（3）阴陵泉穴：位于小腿内侧，胫骨内侧髁下方与胫骨内侧缘之间的凹陷处。

（2）三阴交穴：位于小腿内侧，内踝尖上3寸，胫骨内侧面后缘。

操作方法

①用拇指指腹按压阳陵泉穴，左右各按压3～5分钟。

②用拇指指尖掐按三阴交穴，左右各掐按1～3分钟。

③用食指指腹点按阴陵泉穴，左右各1～3分钟。

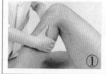

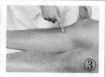

对症反射区按摩

治疗阳痿的反射区

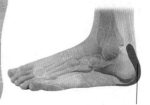

（3）肾反射区：位于双足足底第2跖骨与第3跖骨间，近跖骨底处。

（4）膀胱反射区：位于双足足掌底面与足掌内侧交界处，足跟前方。

（1）生殖腺反射区：位于双足足底跟骨中央处。

（2）外尾骨反射区：位于双足外侧，沿跟骨结节向后方外侧的一带状区域。

操作方法

①用拇指指腹按压生殖腺反射区2~5分钟。

②用拇指指腹按压外尾骨反射区2~5分钟。

③用手指掐按肾反射区2~5分钟。

④用拇指指腹按压膀胱反射区2~5分钟。

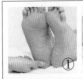

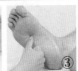
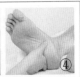

前列腺炎

前列腺炎是成年男性常见病之一，是由多种复杂原因引起的前列腺炎症。前列腺炎的临床表现具有多样化特征，以尿道刺激症状和慢性盆腔疼痛为主要表现。其中尿道症状为尿急、尿频，排尿时有烧灼感，排尿疼痛，可伴有排尿终末血尿或尿道脓性分泌物等。

养生足浴配方

【药方】乳香10克，没药10克，续断10克，鸡血藤20克。

【用法】将上述中药置于药罐，加清水浸泡30分钟，加清水至2000毫升煮沸20分钟，除渣取药汁，调好水温后足浴30分钟，每天1剂，连续10天。

乳香

没药

续断

鸡血藤

对症穴位按摩

治疗前列腺炎的穴位

(1) 公孙穴：位于足内侧缘，当第1跖骨基底的前下方。

(2) 三阴交穴：位于小腿内侧，内踝尖上3寸，胫骨内侧面后缘。

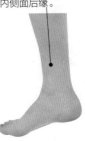

(3) 束骨穴：位于足外侧，足小趾本节的后方下缘，赤白肉际处。

操作方法

①用拇指指尖垂直掐按公孙穴1～3分钟。

②用拇指指尖垂直按压三阴交，左右各1～3分钟。

③用拇指指尖掐按束骨穴200次。

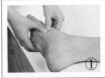
①

②

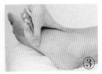
③

对症反射区按摩

治疗前列腺炎的反射区

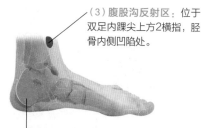

（4）肾上腺反射区：位于双足足底第2、第3跖骨间，肾反射区前端。

（3）腹股沟反射区：位于双足内踝尖上方2横指，胫骨内侧凹陷处。

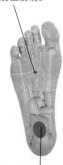

（2）前列腺反射区：位于双足足跟骨内侧，内踝后下方的类似三角形区域。

（1）生殖腺反射区：位于双足足底跟骨中央处。

操作方法

① 用单食指叩拳法顶压生殖腺反射区2~5分钟。
② 用单食指叩拳法顶压前列腺反射区2~5分钟。
③ 用单食指叩拳法顶压腹股沟反射区2~5分钟。
④ 用单食指叩拳法顶压肾上腺反射区2~5分钟。

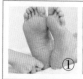
①

②

③

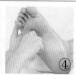
④